わかって
ほしい!

子ども・思春期の頭痛

筑波学園病院小児科／
東京クリニック
小児・思春期頭痛外来
藤田光江 著

南山堂

はじめに

一般病院の常勤小児科医として働いていた30年前、自分の専門分野を作ることを勧められ、選んだのが子どもの頭痛でした。なぜ頭痛かというと、外来を受診するさまざまな子どもの症状のなかで、頭痛は、医学生時代・研修医時代を含めて教わっていない分野で、教科書や論文をみても載っている情報はわずかしかなかったからです。外来を受診する子どもの頭痛の多くは、発熱など風邪症状に伴う頭痛で、病気が治ると頭痛も消失します。ところが、当時は、風邪症状もないのに頭痛を訴えて受診した子どもに、鎮痛薬を処方するだけで、頭痛そのものについての診断ができていなかったため、どう説明してよいかわからず困っていたのです。

子どもの頭痛は、ご家族の方々にとっても、何か病気が隠れていないか心配になる症状です。心配だからといって、頭痛を訴えて受診するすべての子どもに頭部の画像検査が必要になるというわけではありません。付き添いの保護者の方に頭痛があれば、その様子をよく聞くことにより、子どもの頭痛が片頭痛であると診断できることもあります。このように、問診を十分に行うことで、多くの頭痛の診断ができることが徐々にわかってきました。

片頭痛は、子どもでも日常生活に支障をきたす度合いが大きい頭痛で、頭痛の発症早期に治療薬を使用し、暗い静かな部屋で眠ることで軽快するので、ご家族はもちろん学校スタッフの方々とも正しい知識の共有が必要です。緊張型頭痛は、片頭痛より軽い頭痛ですが、何かをきっかけに強い頭痛に変わることがあり、しかも学校のある平日の朝に頭痛が強く、欠席につながることがあります。他の医療機関から紹介されて頭痛専門外来を受診する思春期の子どもは、慢性連日性頭痛という治りにくい頭痛のために、不登校をきたしていることもあります。

頭痛診療を開始した当初から、日本頭痛学会に所属する脳神経内科・脳神経外科など他の診療科の多くの先生方のご指導を受けました。現在、日本頭痛学会では「頭痛診療に関心をもつ小児科医の集い」も活動を始め、小児科医の間でも情報共有ができるようになっています。

これまで私の外来に足を運び、頭痛や日常生活のさまざまなことを語ってくれた子どもたちとその保護者の方々、サポートしてくださった皆様に深謝いたします。今回、担任や養護教諭など学校スタッフの方々へ発信するにあたり、中高一貫校の教員である長女、中学校教員である次男の助言がありました。また高校時代不登校になり、立ち直るのに3年かかった次女の存在は、困っている親子に寄り添う私の原動力になっていると思います。

最後に、本書の発刊にあたりご尽力くださった南山堂の熊倉倫穂氏、松村みどり氏に厚くお礼申し上げます。

この本が、頭痛に悩む子どもたち、ご家族、学校スタッフの方々のお役に立つことを願ってやみません。

2019年10月

藤田光江

目次

Part 1 症例編

Part 2 頭痛の基礎知識編

第1章 子ども・思春期の頭痛の特徴

第2章　医療機関での対応

Part.1
症例編

❶片頭痛の症例
❷反復性緊張型頭痛の症例
❸慢性連日性頭痛の症例
❹二次性頭痛の症例

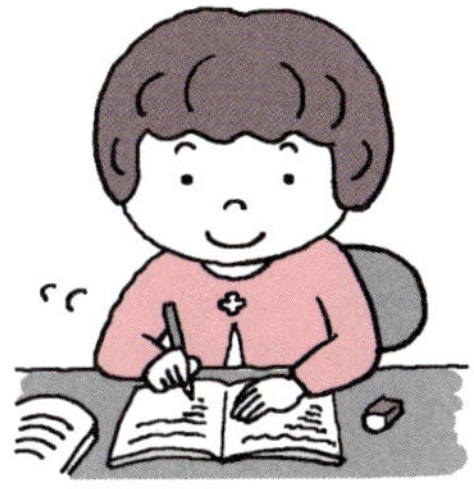

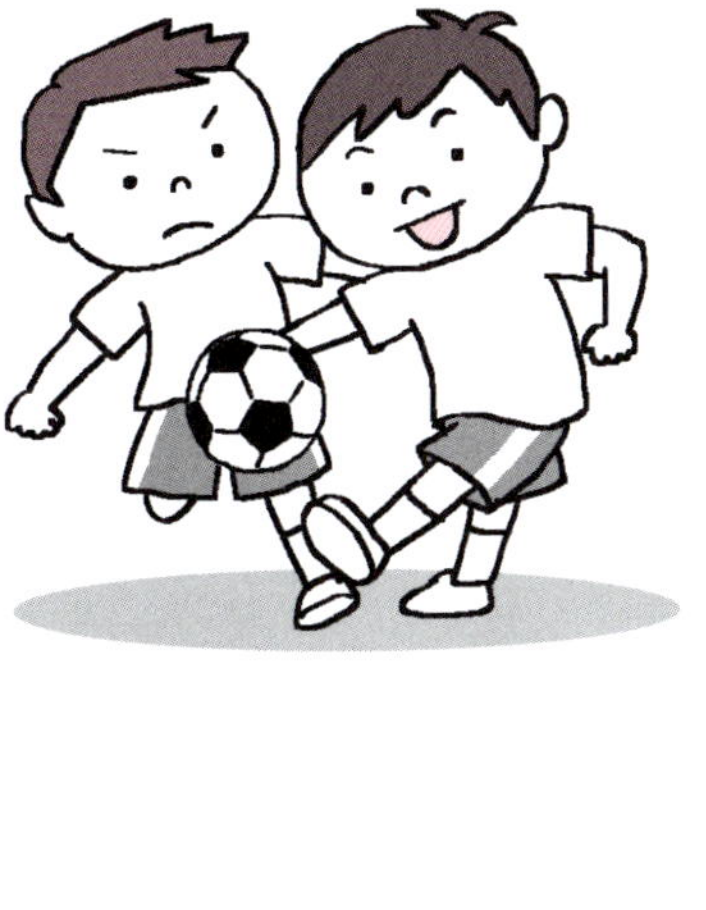

1 片頭痛の症例

（＊）小児に対して適応外使用の薬

症例① 3歳で初めて「あたまがだるい」と表現できた5歳女児

頭が痛くて夜中に目を覚ますようになった

はーちゃんは、2歳頃から表情がこわばり、急に動かなくなることが月に1回くらいあり、家族が心配していました。3歳になった頃から、寝つくときに「あたまがだるい」と訴えることが月に1～2回ありました（☞62頁、片頭痛の表現）。ところが最近、夜中の3時頃急に「あたまがいたい」と訴えて目を覚まし、かかりつけ医から処方された解熱鎮痛薬のアセトアミノフェン坐薬（アルピニー）を使用した後に眠り、朝には頭痛が治っていることがありました。同じようなことがその後3回あったので、かかりつけ医からの紹介で著者の外来を受診してきました。

はーちゃんは、受診時は「あたまはいたくない」と言い、幼稚園の様子を話してくれる年齢相当に発達した元気な女の子でした。問診から、発作性の頭痛で、吐き気は毎回ありますが嘔吐はたまにある程度で、母親と同じ前兆のない片頭痛と診断されました。

その3ヵ月前、強い頭痛発作のため、夜間に大学病院の救急外来を受診し、頭部CT検査が行われましたが特に異常はありませんでした。低年齢で夜間の強い頭痛発作があったため、てんかん関連の頭痛も考え、念のため著者の病院で脳波検査を行いましたが、覚醒・睡眠時とも正常でした。

著者は、はーちゃんが睡眠時間を含め、規則正しい生活が送れていることを確認しました。片頭痛発作時の薬としては、かかりつけ医で処方されたアセトアミノフェン坐薬に加えて、今回、吐き気止めの薬ドンペリドン坐薬（ナウゼリン）を追加処方し、経過をみることにしました。その後の再診時に聞いた話では、幼稚園は近いので、頭痛発作が起きた場合は母親が迎えに行き、家庭で坐薬を使用し、その後、眠って起きたときは良くなっているとのことでした。

幼児期では頭痛がうまく表現できず、家族が気づきにくい

片頭痛は幼児期からみられますが、頭痛の訴えが、まだうまく表現できない場合、家族は頭痛があると気づきにくいようです。はーちゃんのように「あたまがだるい」と言って頭痛を表現する子どももいて、少し驚きました。家族のなかに片頭痛をもっている人がいれば、子どもの頭痛が〝もしかして片頭痛かもしれない〟と気づくことがあります。

はーちゃんのように、強い片頭痛発作と嘔吐が夜間に起き

れば、救急外来を受診する可能性もあります。このときはまだ片頭痛の診断がついていなかったので、頭部CT検査が行われたのは妥当だったと思います。しかし、CTはかなりの放射線被曝量があり、繰り返しの検査は避けるべきです（☞105頁、著者より一言）。はーちゃんの母親には、次回救急外来を受診することがあった場合、片頭痛と診断されていることと、CT検査を受けた日時と医療機関をメモしておいて伝えるように話しました。

症例②
「だるい」で始まり「だるい」で終わる頭痛発作で受診した11歳（小学5年）男児

● 月に1～2回の頭痛時に必ず何度も嘔吐する

はるくんは8歳頃から頭痛があり、頭痛時に必ず数回嘔吐するため、11歳（小学5年）時に受診してきました。頭痛は月に1～2回と回数は少ないのですが、頭痛時に必ず数回嘔吐するとのことです。頭痛が起きる時刻は決まってなく、土曜や日曜に頭痛になることが多いので、学校の欠席はありません。父母に頭痛はありませんが、母方の祖父が頭痛もちで、頭痛時には必ず嘔吐を伴うとのことでした。

問診から、はるくんの頭痛は片頭痛と診断され、ときに視覚前兆を伴うこともわかりました。はるくんの就寝時刻は夜8時半頃で睡眠不足はなく、規則正しい生活ができていることを確認しました。嘔吐を伴う強い頭痛発作があるため、頭部MRI・MRA検査を行いましたが、特に異常はありませんでした。

「だるい」という訴えで始まり、頭痛が起きるとほぼ同時に嘔吐が始まるので、効果が出るまで30分くらいかかる内服薬は無効と考え、スマトリプタン点鼻薬*（イミグラン）を処方しました。夏休みに家族と帰省時、新幹線の中で「だるい」から始まり、頭痛、嘔吐が出現しましたが、スマトリプタン点鼻薬を使用し、いつもは数回嘔吐するところ1回で治まり、頭痛も20分くらいで良くなったとのことでした（☞119頁）。スマトリプタン点鼻薬*を使用した後に感じることがある苦味はあまり気にならなかったそうですが、頭痛発作が終わったあとも「だるい」状態が続いたといいます（後発症状、☞66頁）。

はるくんから、今度、学校の宿泊学習があるので、いつ吐き始めるかわからない頭痛発作で自信をなくしていると相談されました。血液・尿検査が正常であることを確認後、片頭痛の予防薬として、アミトリプチリン錠*（トリプタノール）の服用を開始しました。予防薬の服用開始1ヵ月後、一度「だるい」という訴えがあったものの頭痛にはならず、少しずつ自信が出てきて生活は安定しているとのことです。

● 頭痛前の「だるい」は予兆、発作後の「だるい」は回復期の疲労感

片頭痛は、予兆→前兆（子どもでは約30％にみられる）→頭痛→回復期と、一定の経過をたどる頭痛です（☞63頁、図2）。予兆期で子どもに多い症状は、疲労感、気分変調、首こり、あくびです。頭痛が始まる前のはるくんの「だるい」は、予兆と思われます。また頭痛発作が終わった後の「だるい」は、回復期の疲労感だと思います（☞63頁、図2）。はるくんの「だるい」（疲労感）は、片頭痛の経過をとてもよく表現しているので、1つの症例としてここで紹介しました。

症例③ 子ども（小学2年男児）が片頭痛と診断され、自分の頭痛が片頭痛とわかった父親

● 急に動かくなくなり、吐き気や嘔吐を伴う頭痛が起きる

よしくんは、幼稚園の年長組の頃からときどき頭痛を訴えていましたが、小学2年になって学校で頭痛があり吐いてしまったため、近医の紹介で父親と受診してきました。月に1～2回の発作性頭痛で、いつもは元気なのに急に動かなくなり、吐き気や嘔吐を伴うとのことでした。

著者の外来では、付き添いの保護者に頭痛がある場合は、子どもの頭痛と同じく診断を行っています。よしくんの父親も頭痛があり、父子とも前兆のない片頭痛と診断されることを伝えました。そこで父親が腑に落ちたように語り出しました。「小学校の頃、泣きそうになるほどの頭痛がたまにあり、一度母親に話したところ『ばか言いなさい。子どもに頭痛があるわけないでしょ』と叱られた。それ以後、自分の頭痛に不安を抱きながらも他人には言わずにがまんしてきた。いま子どもが片頭痛と診断されたばかりでなく、自分の頭痛も片頭痛と診断されてうれしい」と。片頭痛は、成人の場合、男性より女性に多いのですが、この父親のように男性にも片頭痛があります。

よしくんは、前医で頭部MRI・MRA検査が行われていましたが、特に問題はなく、睡眠時間や食事など生活も規則的でした。頭痛にはイブプロフェン錠（ブルフェン）、嘔吐時のために*スマトリプタン点鼻薬（イミグラン）を処方し、使い方と使うタイミングを説明しました。また学校で頭痛が起こった場合、学校スタッフの協力を得るため、養護教諭と教師向けに作成された資料（日本頭痛協会が提供している学校向け啓発パンフレット「知っておきたい学童・生徒の頭痛の知識」）（☞151頁）の入手方法を伝えました。

父親は週末に頭痛が起こることが多いようですが、市販薬が有効で、内服も月に数日なので、内服のタイミングや規則

正しい生活などの対応を伝えて納得したようです。通院中のよしくんの頭痛ダイアリー（次頁図1、手書きダイアリーを実物に忠実に書き直したもの。日本頭痛協会の小児・思春期頭痛ダイアリーを使用）を見ると、平均して週1回くらい頭痛発作があり、嘔吐を伴うときはスマトリプタン点鼻薬*、嘔吐がないときはイブプロフェン錠を内服していました。いまのところ翌日に持ち越すような頭痛ではなく、これら急性期の治療薬で対処できるようでした。

● 両親のどちらかに頭痛があることが多い

片頭痛は家族集積性（ある種の疾患異常の発生が、特定の家族に集中してみられる現象）のある疾患です。著者の調査では、子どもが片頭痛の場合、両親のどちらかに頭痛がある確率が70％を超え（☞73頁）、さらにそのなかで母親が片頭痛である確率は90％を超えていました。外来を受診する子どもに付き添う保護者は圧倒的に母親が多いので、父親より情報を詳細に聴く機会が多いということもありますが、薬を内服するほどの頭痛であれば、片頭痛の確率が高いと判断しています。よしくんの父親のように、男性で子どもの頃から片頭痛に悩んでいたという話を外来ではときどき耳にします。

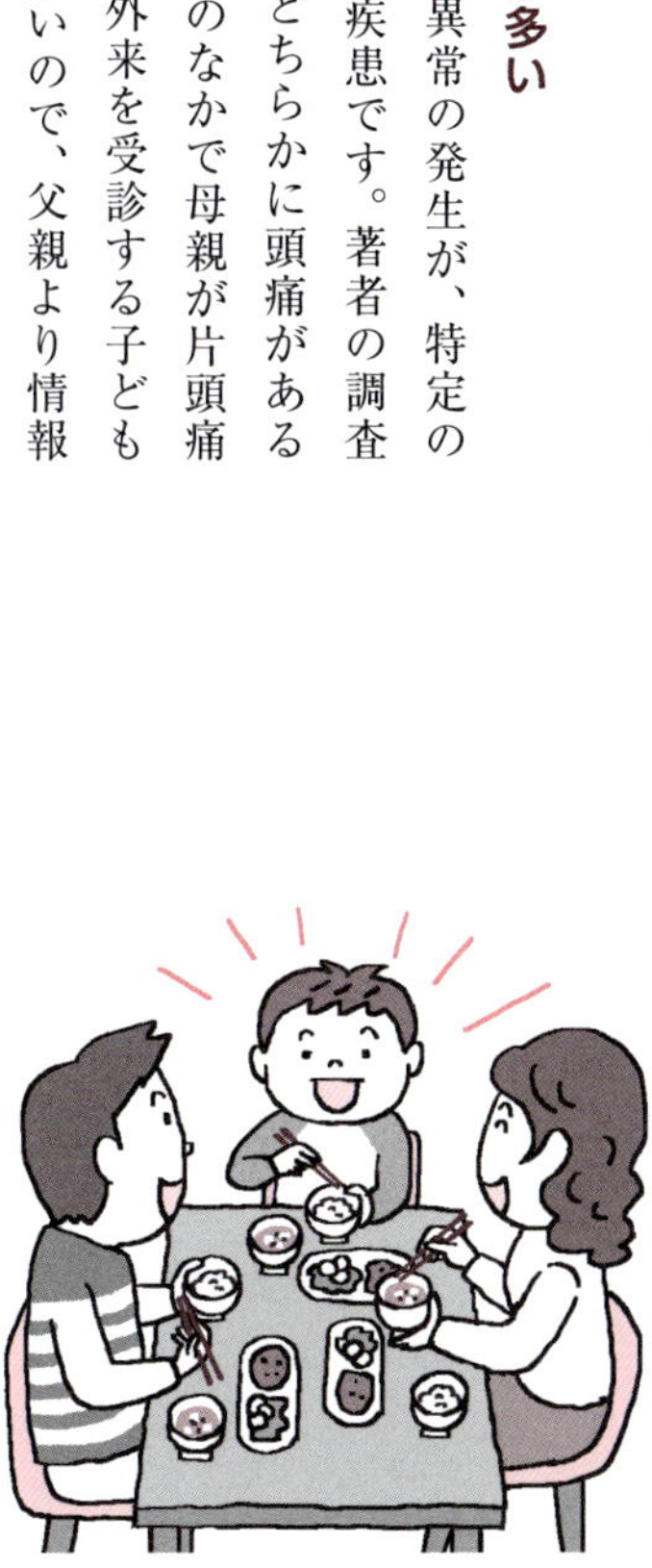

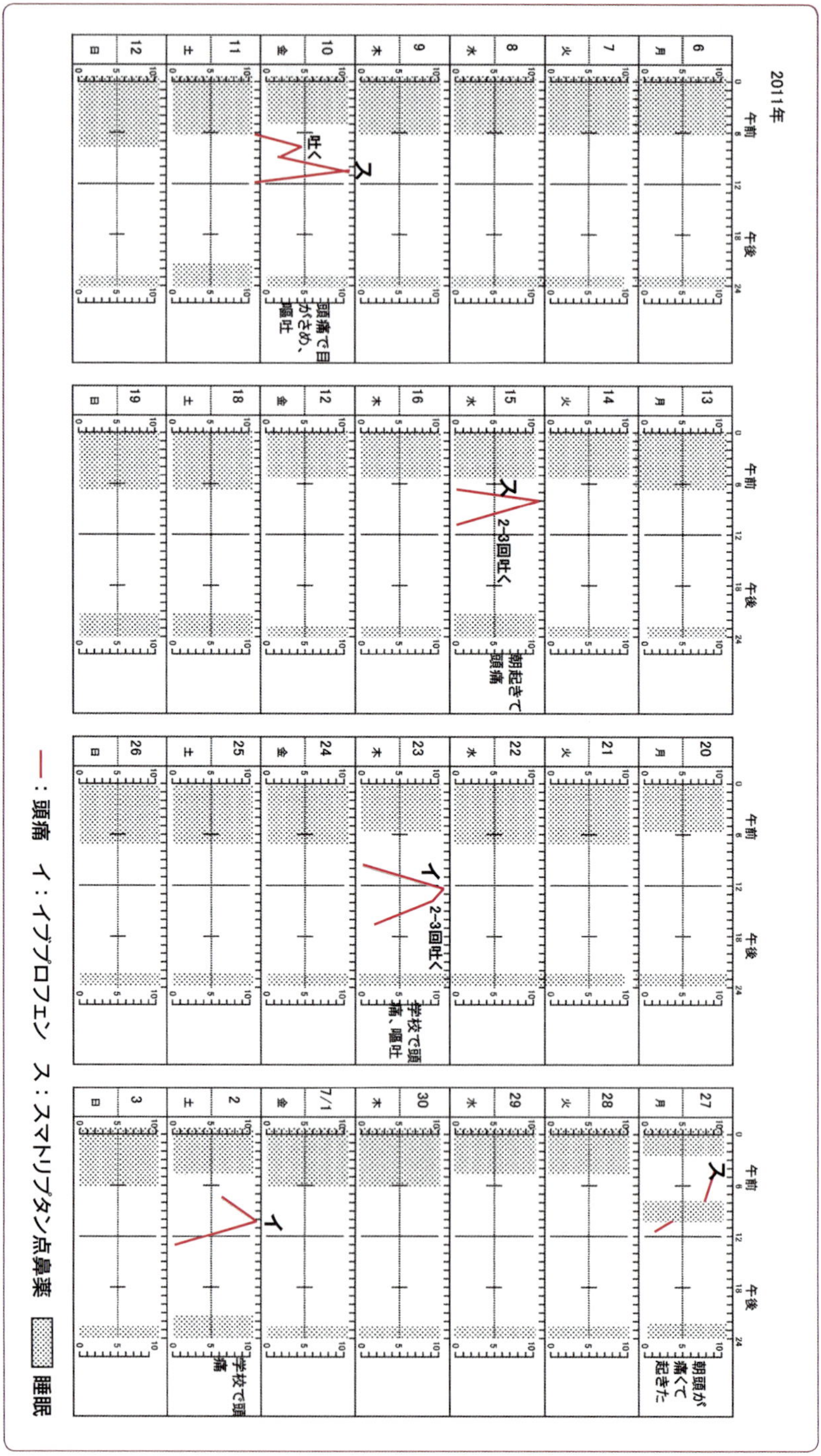

【図1】片頭痛の症例③ 7歳（小学2年）男児 頭痛ダイアリー（前兆のない片頭痛）

症例④ 周期性嘔吐症を繰り返し、6歳から頭痛発作を起こすようになった9歳（小学4年）女児

ケトン性低血糖症による嘔吐に加え、前頭部の強い頭痛を訴えるようになった

みっちゃんは2歳時に急に嘔吐が始まり、検査で尿ケトン体（☞MEMO）強陽性の結果が出るとともに低血糖であることが確認され、ケトン性低血糖症と診断されました。近医で点滴を受けても嘔吐は治まらず、総合病院に紹介されて数日入院しましたが、その後も同様の嘔吐発作を繰り返し、入院が必要になったことが数回ありました。

6歳になった頃から月に2～4回、必ず嘔吐を伴う前頭部の強い頭痛を訴えるようになりました。母親に月経と関連する片頭痛があり、前兆を伴うこともあるとのことです。みっちゃんは繰り返す嘔吐発作があるため、入院した総合病院で、4歳時に頭部MRI・MRA検査、脳波検査、血液・尿検査が行われましたが、いずれも異常は認められませんでした。

みっちゃんは、頭痛発作がないときは楽しく学校生活が送れていて、9歳時に頭痛発作の予防を希望して著者の病院に紹介されました。繰り返す嘔吐は、片頭痛に関連する周期性嘔吐症と考えられました。食が細く体重も標準より少なかったので、食欲増進作用もある抗ヒスタミン薬のシ*プロヘプタジン錠（ペリアクチン）を頭痛予防薬として服用を開始しました。開始後1ヵ月で軽い頭痛はあるものの嘔吐はなくなり、生活は楽になったとうれしそうな様子です。いまのところ周期性嘔吐症の再発もみられていません。

周期性嘔吐症が片頭痛に移行することがある

周期性嘔吐症は、以前は自家中毒症とも呼ばれ、2～10歳でよくみられます。何らかのストレス（病気、ときには精神的なもの）を誘因として、急にぐったりとなり、嘔吐、食欲不振、腹痛が起こります。みっちゃんのように尿ケトン体陽性のほか、低血糖がみられればケトン性低血糖症と診断されますが、10歳頃までで消失するといわれています。周期性嘔吐症は、国際頭痛分類では片頭痛に関連する周期性症候群として片頭痛の項目に分類され（☞71頁）、実際、みっちゃんのように周期性嘔吐症が片頭痛に移行することもあります。

MEMO ケトン体

インスリンの作用が低下し、ブドウ糖からエネルギーを作り出せないときに、エネルギーとして脂肪の分解により肝臓で作られる物質。

症例⑤ 腹部片頭痛と診断された6歳女児

月に2～3回、動けなくなるほどの強い腹痛

ちーちゃんは、幼稚園年長組のいつもは元気な女の子ですが、月に2～3回、強い腹痛を訴えて動けなくなります。朝に限らず休日にも起きるので、幼稚園生活とは関係なさそうでした。両親や兄弟に同じような腹痛はなく、頭痛持ちもいません。ちーちゃんは近くの小児科を受診し、腹部のレントゲン撮影と超音波検査が行われましたが特に問題はなく、ときどき頭痛も訴えるようになったので著者の病院に紹介されてきました。

腹痛は発作的で、おへその周囲が痛くなり、うずくまって動けなくなります。食欲不振、顔面蒼白があり、腹痛は2時間くらい続き、眠って治ることもあるようです。腹性てんかん（自律神経てんかん）といわれるてんかんもあるので、前医で1回、著者の病院でも1回脳波検査を行いましたが、てんかん波はみられず、腹部片頭痛と診断されました。

一方、ちーちゃんの頭痛は強い前頭部の頭痛で、吐き気があり、眠ったら治るといい、前兆のない片頭痛と診断されました。腹痛には*チキジウム臭化物カプセル（チアトン）、頭痛にはイブプロフェン錠（ブルフェン）を処方しました。9歳のときに、久しぶりに他の小児科から紹介されて受診してきましたが、腹痛発作も頭痛発作も月に1～2回と回数が減っていて、生活にあまり支障がないようだったので、様子をみることにしました。

患者数は少ないものの、注意したい腹部片頭痛

前兆のある片頭痛や前兆のない片頭痛に比べ、腹部片頭痛と診断できる子どもは多くはありません。子どもの腹痛の多くは発作性とはいえず、胃腸炎に伴う腹痛や、集団生活中の朝に多くみられる緊張と関係のある腹痛です。

ちーちゃんは6歳と9歳時に強い腹痛発作で紹介されましたが、かかりつけ医にとっても心配になるような2時間以上続く強い発作性の腹痛だったのだと思います。子どもの腹痛の診察では、腹部片頭痛を念頭におく重要性をあらためて感じた症例です。

症例⑥ 自分の前兆を描いた12歳（小学6年）男児

色のついたカラーの前兆を伴う強い頭痛発作が増えた

ともくんは、11歳になった頃から強い頭痛発作が月に1回くらい起こるようになり、最近回数が増えたと受診してきました。頭痛のときは、毎回、見ようとするところが見えなくなり、周りが光る、白黒ではなく色がついたカラーの前兆があるとのことです。ともくんは絵を描くのが得意とのことで、外来で前兆のときの絵を描いてくれました（図2）。

頭痛は学校でも起き、吐き気や嘔吐を伴うことがあり、養護教諭と教師向けの資料を渡し、学校での協力を保護者からお願いしてもらうことにしました。いつもはサッカーが大好きな元気な男児で、朝に頭痛発作があっても、良くなると遅刻して登校できるので欠席はありません。実は、ともくんは4歳時に肺炎で入院して高熱があったとき、変な物が見えると興奮し、錯乱状態（せん妄）になって周囲を驚かせました。このようなせん妄の状態は、その後も高熱が出るたびに経験したそうです。ともくんは、ついでにと言って高熱時のせん妄の絵も描いてくれましたが、片頭痛の前兆と似ていると描いた本人もびっくりしていました。

ともくんの場合は、前兆がある強い片頭痛発作ですが、嘔吐はないので、イブプロフェン錠（ブルフェン）の内服と、効きが悪いときは*エレトリプタン錠（レルパックス）の追加で頭痛は軽減するといい、いまのところ頭痛の予防薬は必要なさそうです。

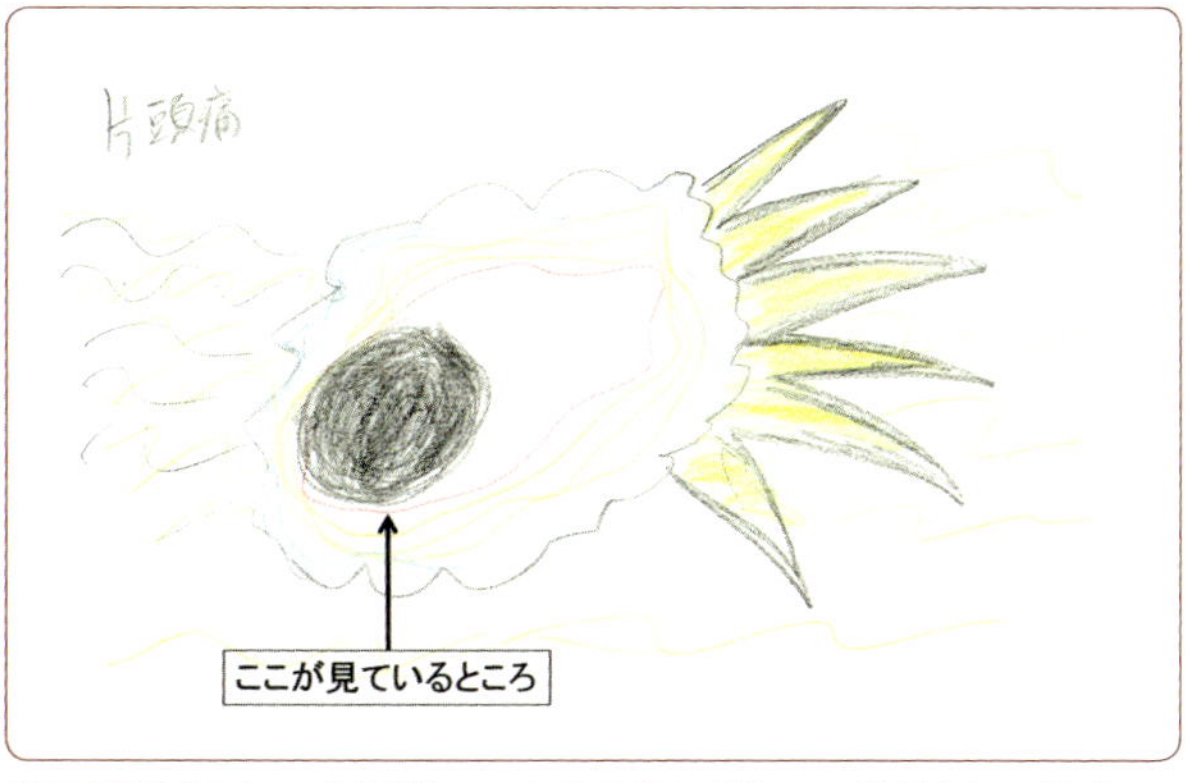

【図2】片頭痛の症例⑥　12歳男児が描いた片頭痛の前兆

片頭痛の前兆は白黒だけではなく、カラーもある

片頭痛の視覚性の前兆は白黒で、てんかんの前兆は色がついたカラーであると以前からいわれていますが、子どもに前兆の様子を聞くと、白黒もあるけどカラーもあることがわかってきました。子どもに片頭痛の前兆の絵を描かせてみて、まだわかっていない片頭痛の前兆の病態生理を解明しようとする論文もあったので、絵を描くのが好きなともくんに、前兆の絵をお願いしました。前兆はさまざまですが、今まで片頭痛の前兆といわれた閃輝暗点《せんきあんてん》と矛盾しない絵だったので、片頭痛の前兆が少し理解することができてちょっと感動しました。

症例⑦ さまざまな誘因があり、片頭痛の治療薬が効きにくい15歳（中学3年）女子

毎日頭痛を感じるようになり、学校の欠席が増えてきた

まりさんは3人姉妹の長女で、まわりに気遣いをする良い子のタイプです。10歳頃から月に1～4回頭痛があり、父親が頭痛持ちのこともあって、近医で片頭痛と診断されました。頭痛は処方されたアセトアミノフェン錠（カロナール）を飲んだ後、眠ると治っていました。頭痛は、低気圧、人混み、匂いなどが誘因となっていましたが、中学生になって月経前からの腹痛や、月経時の薬の効きにくい頭痛が多くなってきました（☞120頁）。

中学3年生になって、強い頭痛ではないものの毎日頭痛を感じるようになり、学校の欠席が増えてきたということで、その秋に受診してきました。同居している祖父母が、受験生のまりさんに勉強のことで干渉してくるのも悩みのようでした。まりさんの頭痛は、片頭痛に緊張型頭痛（毎日感じる頭痛）が共存していると考えられました。

片頭痛は、排卵日および1週間続く月経時に強く、薬が効きにくいので、予防薬として*アミトリプチリン錠（トリプタノール）の服用を開始し、低気圧時は*ロキソプロフェン錠（ロキソニン）と*レバミピド錠（ムコスタ）、月経時には*ナラトリプタン錠（アマージ）を追加処方しました。また、婦人科からの漢方薬（当帰芍薬散《とうきしゃくやくさん》）と、腹痛時は臭化ブチルスコポラミン錠（ブスコパン）を併用することにしました（図3）。

また、緊張型頭痛の対処法として、自分が思っていることをストレートに言葉にすることを勧めました。まりさんは、まず母親に口答えを始め、次第に祖父母にも口答えをする、できないときは無言になるなど、自分の思いを表に出せるようになりました（☞83頁）。無事に高校に入学し、緊張型頭痛はなくなりましたが、排卵時や月経期間の片頭痛は重く、また低気圧、特に台風シーズンは「まるで台風をお腹に飼って

頭痛ダイアリー

2016年11月28日～12月25日／担当医：

名前：　　歳 男・女／患者ID：

日付	生理		頭痛の程度 午前	午後	夜	影響度	MEMO(頭痛のタイプ、はき気、前ぶれ、誘因など)
11月/28(月)		痛	—	—	—	—	体が重いけど登校
		薬					
/29(火)		痛	—	—	—	++	欠席、腹痛強く少量出血(排卵痛らしい)
		薬	ロ△		ロ△		
/30(水)		痛	—	++	+++	++	登校、午後から頭痛
		薬			ロ○		
12月/1(木)		痛	++	++	+	++	雨、昨日からの頭痛で欠席
		薬		ロ○			
/2(金)		痛	—	—	—	—	登校
		薬					
/3(土)		痛	—	—	—	—	疲れて家にいた
		薬					
/4(日)		痛	—	—	—	—	買い物に出かけた
		薬					
/5(月)		痛	—	—	+	+	定期試験
		薬					
/6(火)		痛	—	—	—	—	定期試験
		薬					
/7(水)		痛	—	—	—	—	定期試験
		薬					
/8(木)		痛	—	—	+	+	定期試験
		薬					
/9(金)		痛	—	—	—	+	定期試験 下腹痛
		薬					
/10(土)		痛	—	—	—	++	下腹痛
		薬			ブ		
/11(日)		痛	—	—	—	++	下腹痛
		薬			ブ		

日付	生理		頭痛の程度 午前	午後	夜	影響度	MEMO(頭痛のタイプ、はき気、前ぶれ、誘因など)
/12(月)		痛	—	—	—	++	下腹部痛、登校
		薬	ブ				
/13(火)		痛	—	—	— ++	++	下腹部痛、登校
		薬	ブ		ロ○		
/14(水)		痛	—	—	—	++	雨、下腹部痛、登校
		薬					
/15(木)		痛	—	—	++	++	生理が来そう
		薬			ア・ロ△		
/16(金)		痛	+++	+++	+++	+++	生理、辛くて欠席
		薬	ア・ロ△		ア・ロ△		
/17(土)		痛	+++	+++	+++	+++	頭痛、腹痛強い、欠席
		薬	ア・ロ△		ア・ロ△		
/18(日)		痛	++	+++	++	+++	登校、夕方まで頭痛ひどかった
		薬	ア・ロ△				
/19(月)		痛	+++	+++	++	+++	登校、何とか1日過ごした
		薬	ロ△				
/20(火)		痛	++	++	++	++	登校、頭痛
		薬	ロ△				
/21(水)		痛	++	++	+++	++	登校、夜頭痛
		薬			ロ○		
/22(木)		痛	+	+	+	+	雨、登校
		薬					
/23(金)		痛	+	+	—	—	頭痛は軽かった 冬休み始まる
		薬					
/24(土)		痛	—	—	—	—	部屋の片付け
		薬					
/25(日)		痛	—	—	—	—	家族と出かけた
		薬					

あなたの頭痛を記録しましょう

ドクターから患者さまへ

自由記載欄(左の欄に書ききれなかったこと、薬の効果、副作用等についてもお書きください。)

ブ：ブスコパン®
ロ：ロキソニン®(ムコスタ®と内服)
ア：アマージ®(朝夕0.5錠ずつ)
○：有効
△：やや効いた

【図3】片頭痛の症例⑦　16歳女子(高校入学後)　頭痛ダイアリー

いるよう」と表現し、絶え間なく片頭痛発作が襲ってくるようです。その後、アミトリプチリン*の服薬量を増量したことにより、片頭痛は生活できるくらいの程度まで良くなり、高校生活を乗り切ることができました。推薦で大学に入学し、春からの生活を楽しみにしています。

● 月経関連片頭痛の治療は性周期に応じた対応が重要

早ければ小学校高学年から始まる月経は、女児にとってしばしば生活に支障をきたす大きな問題となります。最初のうちは月経周期は不規則で、月経関連痛も強くないのがふつうですが、中学生以降では排卵痛なども含めると、1ヵ月のうち10日間ほどは影響を受けるケースもあります。特に片頭痛をもつ女子では、腰痛などとともに片頭痛も強く長引き、薬が効きにくい場合が多いです。

まりさんもそんな女子の一人でしたが、月経時片頭痛の対処法として、婦人科併診で性周期の説明をしてもらい、漢方薬（当帰芍薬散《とうきしゃくやくさん》）などの処方で乗り切りました。月経関連片頭痛は薬などによる治療が効きにくく、生活支障度が高いので、ときに心理社会的要因が関与している慢性連日性頭痛が主体になっていると考えられがちですが、頭痛ダイアリーで性周期を丁寧に見ていくことや、婦人科との併診も効果があると思われました。

症例⑧ 転校により、頭痛が片頭痛のみとなった16歳（高校1年）男子

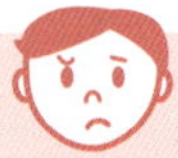

● 自分の能力に自信がなくなり、頭痛が増えて薬が効かなくなった

まさくんは、小学校からときどきあった頭痛が増え、薬が効かなくなったと高校1年の秋に受診してきました。前医の頭部MRI・MRA検査では異常はなく、著者の外来での血圧や甲状腺機能を含む血液・尿検査でも特に問題はありませんでした。そこで両親とは別に、まさくん本人から話を聴きました。

中学では欠席することなく、サッカー部に所属して最後まで活躍したようです。高校はサッカーのスポーツ推薦で入学しましたが、優秀な選手が集まっていて、夏休みの練習で自分の能力に自信がなくなったといいます。その頃から片頭痛が増え、それまで効いていたゾルミトリプタン*錠（ゾーミッグ）が効かなくなったと話してくれました。まさくんにとって大きな問題だったのは、スポーツ推薦の場合、受験の科目数が一般受験より少なく、部活を辞めるとその高校にはいられなくなることでした。

まさくんは頭痛ダイアリーをつけたがらなかったので、前医で処方されていた塩酸ロメリジン錠*（ミグシス）の服用を続けながら、月1回のペースで受診してもらい、保護者とは別に、頭痛の様子や生活状況の話を聴くことにしました。部活は、頭痛が頻繁に起きるため出られなくなり、自分の考えで通信高校に転校すると決めました。そしてサッカーは社会人チームに入って続けることにしました。その後、頭痛の回数は少なくなり、またゾルミトリプタンが効くようになったということです。高校を無事卒業し、サッカーのトレーナーを目指したいと大学に進学しました。

● 片頭痛に、思春期のストレスによる緊張型頭痛が共存

初診時に、まさくんの頭痛は片頭痛が増えたのではなく、ストレスによる緊張型頭痛が共存したため、ゾルミトリプタン*が効かなくなったと思いました。しかし、あえてそれを指摘せず、自分で考えていくことができるように、まさくんの話を傾聴することに徹しました。

まさくんは自尊感情があり（☞157頁）、精神的な不安定さもなかったので、自分で考え、転校や社会人サッカーチームに入ることを決めることができました。思春期の頭痛診療は、頭痛を診ると同時に、まさしく〝さなぎが蝶になる〟ごとく、子どもから成人になるのを見届けることだと教わった気がします（☞103頁）。

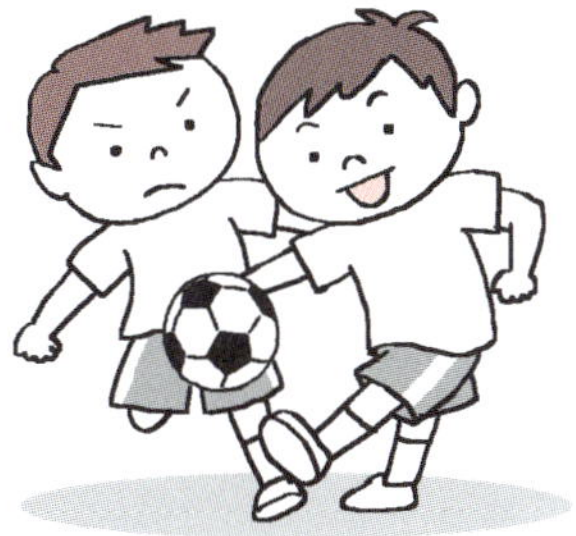

❷ 反復性緊張型頭痛の症例

症例① 睡眠時間を増やして頭痛が消失した10歳（小学5年）女児

塾通いが増えてから、だらだらとした頭痛が頻繁に起こるようになった

ゆうちゃんは、最近頻繁に頭痛を訴え、思うように生活ができなくなったと小学5年の6月に受診してきました。それまでは頭痛は風邪のときにあったくらいで、両親や祖父母に頭痛の家族歴はありません。

ゆうちゃんの頭痛は寝転がってテレビを見ていられる程度なのですが、だらだら続くようでした（☞75頁）。ゆうちゃんの生活を聞いてみたところ、4年生からの塾のコースは週に2日で、宿題も多くなかったので就寝時刻は夜10時頃でした。しかし、5年生からは中学受験を目指すコースで、週4日電車で通い、平日の帰宅は夜9時、その後、夕食、入浴、宿題をやっているうちに、就寝時刻は深夜12時近くになるとのことでした。

ゆうちゃんは塾を頑張りたいといいますが、いまの頭痛は薬が効く頭痛ではなく、睡眠不足が原因なので、睡眠時間を増やすなど生活環境を整えることが最も大切と話しました（☞122、134頁）。その後、両親とも相談し、通いやすい近くの塾に替えて、就寝時刻も夜10時に早まった結果、不思議と毎日の頭痛はなくなりました。目指す中学も最難関校は選ばず、無理なく中学生活が送れるような学校を考えているようです。

睡眠不足などの生活環境を見直すことも治療として重要

子どもの頭痛診療において、就寝時刻や起床時刻など、具体的な日常生活について話を聞くことはとても重要です。ゆうちゃんのように中学受験のための塾通いが始まることにより、睡眠不足が慢性化し、頭痛が頻繁に起きるようになることはよく経験します（☞122、134頁）。

一旦塾に通い始めると、変更の決断はなかなかつかないものですが、ゆうちゃんと保護者が話し合い、近くの塾に替えたことで睡眠時間が増え、頭痛は軽減しました。疲れきってしまわないうちに、睡眠時間を含めた生活環境を見直すことは、成長過程の子どもに対する頭痛の非薬物治療の1つとしてとても大切だと思います。

症例② 電子メディアと接する時間の制限で頭痛が軽快した11歳（小学5年）男児

転居・転校後、なだらかな頭痛の訴えが増えた

じゅんくんは小学4年の秋から頭痛の訴えが多くなりました。頭痛は発作性の頭痛でなく、片頭痛の特徴がない、なだらかな頭痛で、緊張型頭痛と診断されました。母親の話では、小学4年に関西から関東に転居とともに転校したが、じゅんくんは環境の変化を受け入れられない様子だったということで、学校適応についての心理社会的要因もあると思われました。塾は週に3日通っていて、就寝時刻は夜10時で、これ以上遅くならないよう睡眠時間の重要性を話しました（☞122、134頁）。

その後の母親の話から、実は通信教育のタブレット教材が送られてきて、動画がおもしろい内容なので夜遅くまで見ていることが判明しました。母親が夕食後はタブレットを見ないようにと話し、預かることにしたところ、頭痛は消失したそうです。転校した学校に馴染めないことも緊張型頭痛の要因の1つでしたが、タブレットを夜遅くまで見ていたことのほうが大きな原因だったことがわかりました。中学2年の兄にも頭痛がありましたが、同様に夕食後はタブレットを見ないように母親が預かるようにしたら、兄の頭痛もなくなりました。

電子メディアの長時間にわたる使用が体に影響を及ぼす

時代の流れとともに、子どもが電子メディアと長時間つながる事態が生じていることが社会問題となっています。じゅんくんの場合は教材をタブレットで見ていたのですが、もっと深刻なのは、スマートフォンのコミュニケーションアプリで他の人とつながる、さらにはそこで展開されているオンラインゲームの利用が増加していることのようです（☞136頁）。

スマートフォン、パソコン、ゲームなどのディスプレイから発するブルーライト（☞MEMO）は、眠気を催すホルモンの分泌を抑えることが複数の研究で確認されているそうです。また、近いところを見続けていると焦点を合わせる目の筋肉が緊張し、近視になりやすいなど眼科医からも注意が促されています。通信教育などの子どもの教材も、購入する前に、タブレットなどの電子メディアの使用も含めて検討する必要がありそうです。

MEMO ブルーライト

波長が380～500nm（ナノメートル）の青色光のこと。近年、人体へのさまざまな影響が指摘されている。

症例③
高熱時の強い頭痛が解熱後も続いた9歳（小学4年）男児

●アデノウイルス感染症の後、強い頭痛を訴えて登校できなくなった

だいくんは、もともと元気な男の子でしたが、1学期の終わりに高熱と咽頭痛が続き、脱水になったため小児科に入院し、点滴による治療を受けました。結局、アデノウイルス感染症が原因であったことが判明し、1週間で熱が下がり食事もできるようになって退院しました。ところが退院してからも強い頭痛の訴えが続き、登校できる状態ではないということで頭痛の専門外来を受診しました。

頭部MRI・MRA検査には異常はなく診断がつかなかったため、著者の病院に紹介されました。だいくんに「いま頭痛がある？」と聞くと「ある」と答えたのですが、座っている椅子を動かしているので、強い頭痛でないことがわかりました。入院前には頭痛の経験がなく、片頭痛の特徴がなかったことから、アデノウイルス感染症のときにあまりにも強い頭痛を経験したために、頭痛の記憶が残存していると考えました。

前医の頭痛外来で勧められたといって、母親がだいくんの1日の頭痛をこと細かに聞いて記載した頭痛ダイアリーを持参していました。だいくんは母親に頭痛の様子を聞かれることにより、さらに頭痛が悪化していき、母子の共依存状態（お互いが依存し合っている状態）ができあがっていたとも考えられました。母親とは別に、だいくんの話を聴いたところ、病気の前から塾や他の習い事を負担に思っていたことがわかりました。病気をきっかけに、そのことが身体症状の頭痛として表れたと考えられます。

●たまっていたストレスが痛みをきっかけに頭痛として表面化

だいくんは、成人中心の頭痛専門外来の医師からの紹介でしたが、国際頭痛分類のどれにも当てはまらない頭痛と判断されたことが紹介の理由であったと思います。子どもでは、病気の症状が、その病気が治った後にも続くことがあります。

だいくんは真面目で頑張り屋でしたが、実は無理をしていた可能性があり、それまで抱えていたストレスが痛みをきっかけに表面化したと考えられました。頭痛のため、それまでの習い事は一時中止したことが生活環境の調整につながり、頭痛は軽減していきました。

症例④ ストレスの対応で緊張型頭痛が消失した14歳（中学2年）女子

夏休み頃から頭痛が増え、学校の遅刻や欠席が増えた

りさんが受診してきたのは中学2年の秋で、夏休み頃から頭痛が増え、学校の遅刻や欠席が増えたという理由でした。上に兄が2人いる3人兄妹の末っ子で、家庭では皆にかわいがられて育ったためか、ちょっとわがままな子どもでした。受診後、自分の頭痛を知ることが必要だと話し、小児・思春期頭痛ダイアリーの記載を勧めました。りさんも鎮痛薬の効かない頭痛であることを自覚していましたが、頭痛と付き合いながら生活するという緊張型頭痛であることを説明しました。そして、学校や部活に行くことができた日は自分をほめてあげようと話しました。

頭痛ダイアリーによると、頭痛は月に15日未満で、朝に多く、テレビなどを見ていられる程度の頭痛で、片頭痛ではないことを確認しました（図4）。その後の再診時、りさんは「先生、わかったことがある」というので、「何が？」と尋ねると、「私、部活の部長が重荷で、ふつうの部員だったらよかったのに」と話し始めました。中学入学からバドミントン部で頑張っていましたが、6月に先輩が引退し、りさんが部長になったそうです。実は、りさんは皆の後についていくほうが好きで、部長はかなり重荷であることに気づいたのです。その後、りさんは部活の顧問に相談し、牽引力のある同学年の部員にサポートしてもらえることになりました。りさんの頭痛はまもなく消失し、また学校も部活も休むことなく行けるようになりました。

早めにストレスに気づき、対処することが大切

子どもの性格・特性はさまざまで、リーダーとして活動できる子どもと、そうでない子どもがいます。りさんは家庭でも兄たちの後ろにくっついて行動するのに慣れていたので、部活動の部長になった重荷は、頭痛が発症するくらいに大きかったと思います。早めにそのことに気づき、学校側も対処したことにより、慢性化しないうちに緊張型頭痛が消失しました。頭痛ダイアリーは、頭痛の記録のほか、ストレスに気づく意味でも有用で、子ども自身が記入することに意義があります（☞112頁）。

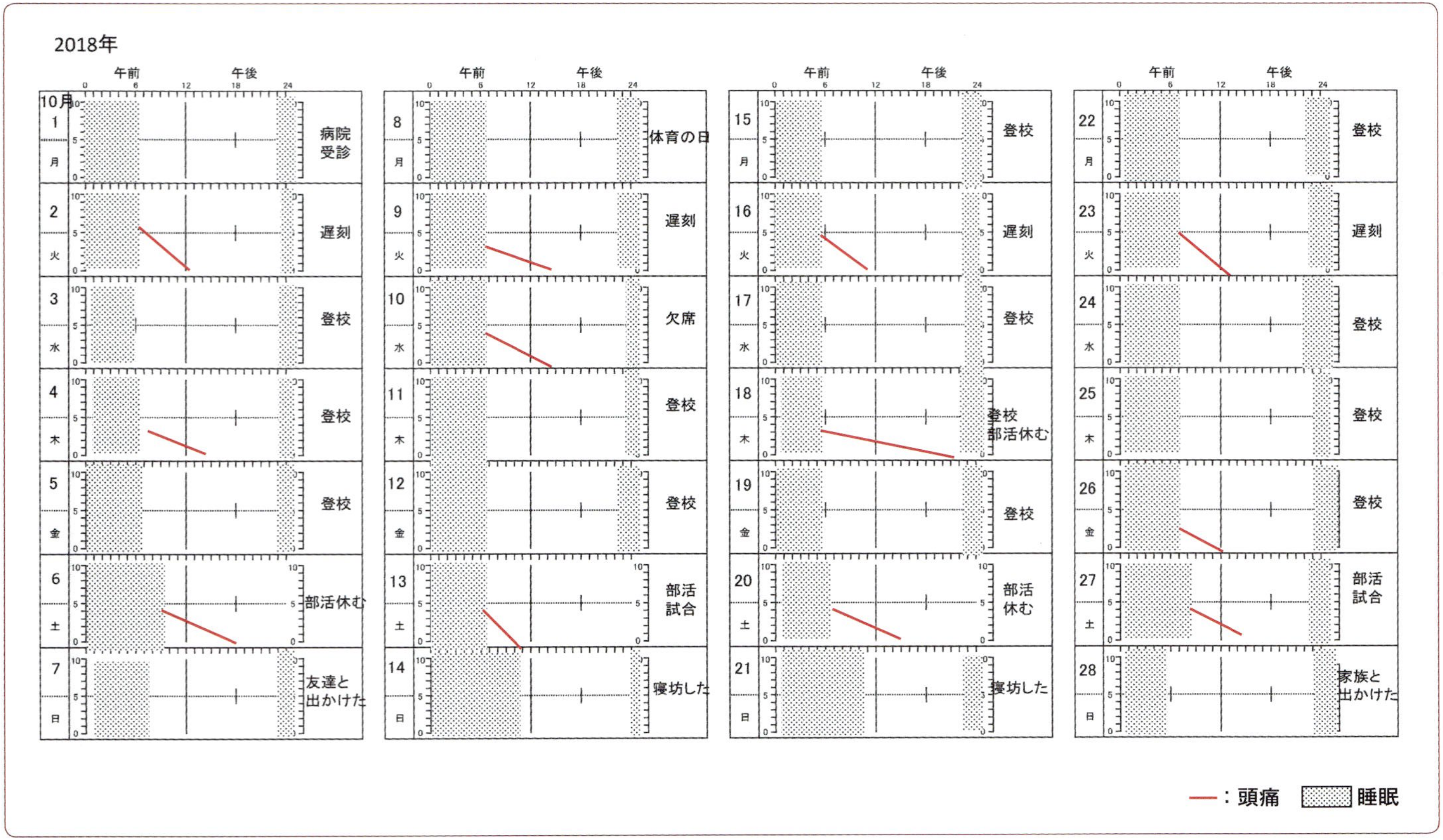

【図4】反復性緊張型頭痛の症例④　14歳（中学2年）女子の頭痛ダイアリー

月曜、日曜は部活がないので頭痛はない、頭痛があっても試合は参加する。

3 慢性連日性頭痛の症例

(＊) 小児に対して適応外使用の薬

症例① 学校生活のさまざまな不安が慢性頭痛になった11歳（小学5年）女児

● 起立性調節障害と片頭痛の治療をしても効果がなく、欠席が多くなった

かよちゃんは、もともと食が細く心配性な女の子でしたが、小学5年の夏休みから頭痛を訴え始め、2学期から欠席が多くなりました。近医にて起立性調節障害と片頭痛の診断で、塩酸ミドドリン錠（メトリジン）、イブプロフェン錠（ブルフェン）、*スマトリプタン点鼻薬（イミグラン）が処方されましたが治らず、週に数日、1～2時間の保健室登校（登校しても保健室で過ごす）になり、3学期に養護教諭の紹介で著者の外来を受診してきました。

小学4年までは頭痛の訴えはなく、父母に頭痛はありません。受診した頃は、夜になると学校のことを思い出して大泣きするなど、不安感が強く、両親は心配していました。他院での画像検査、血液・尿検査は異常がなかったというので、初診から母子別に面接（支持的精神療法、☞124頁）を開始しました。かよちゃんは大人しく自分を出せない性格のようで、「小学4年のときの担任の先生は好きだったが、別の学校に移動してしまい、いまの担任は好きではない。クラスに苦手な男子もいる」と話してくれました。それに対し、「この頭痛は薬の効かない頭痛で、治るまで待っていたらおばあちゃんになってしまうよ。だから頭痛があってもできることを探そう。家では妹に負けずに、思ったことを口に出して言おう（特に母親に）」と話しました。また、自分で頭痛ダイアリーを書いてみるようにと勧めました（図5a、実際の患児の手書きによるダイアリーを実物に忠実に書き直したもの）。

母親には、子どもの不安と頭痛を受け止めるようにと話し、付き添いなど登校のサポートをお願いしました。学校への不安や、いらいら感が強いため、初診後1ヵ月から母親とかよちゃんに、「子どもでは許可されていない薬ですが、いまの状態には必要なので、少量、短期間から処方を始めたい」と説明し、不安や心の沈み込みをやわらげる薬のリスペリドン錠*（リスパダール）の服用を開始しました。

小学6年からは、頭痛の代わりに腹痛などの訴えが多くなったので、頭痛ダイアリーは中止し、登校カレンダーに切り替えました。また新学期で不安感も強かったので、リスペリドンと同じく不安や心の沈み込みをやわらげる薬のフルボキサミン錠*（デプロメール）を母子に説明し承諾の上、追加処方しました。

登校カレンダーを見ながら、登校した日のシールが増えたことをほめ、自己評価を高めるようにしたところ、朝から登校できる日が増えてきました（図5b）。その後、かよちゃんは地元の中学に進学し、入学後はバスケ部に所属し元気に登校しているため、本人と相談しながら薬を減量し中止しました。2年生になっても順調に登校しているため、通院は終了としました。

長期欠席が絡む慢性連日性頭痛は精神疾患が基礎にあることも

かよちゃんは、頭痛が1日中強いといいながらも、家庭にいて学校のことを考えないときは、ほぼ安定した生活ができていたので、慢性連日性頭痛（慢性緊張型頭痛）と不安症群（不安障害）であると判断しました。著者の外来を受診するまで他院での通院も長く、ほとんど登校できていない状態が続いていました。

頭痛ダイアリーをつけながら通院する意志が母子ともにかたかったので、経過中、不安や心の沈み込みをやわらげる薬を両親の承諾をとって処方しました。開始後、かよちゃん自身、不安がとれて楽になったのがわかったのか、欠かさず薬を服用し続けました。中学になって欠席はなく、部活や生徒会活動なども積極的にできていたので、かよちゃんと相談しながら少しずつ薬を減らし中止しました。長期欠席が絡む慢性連日性頭痛は、一過性にしろ、精神疾患が基礎にあることも多く、本人と

保護者の同意の上、十分注意しながら、不安や心の沈み込みをやわらげる薬を少量から使用することがあります（☞126頁）。

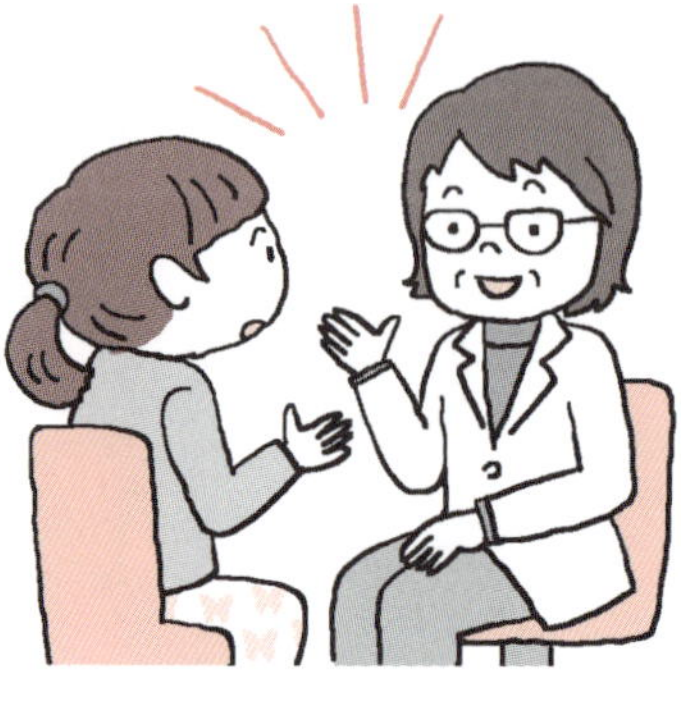

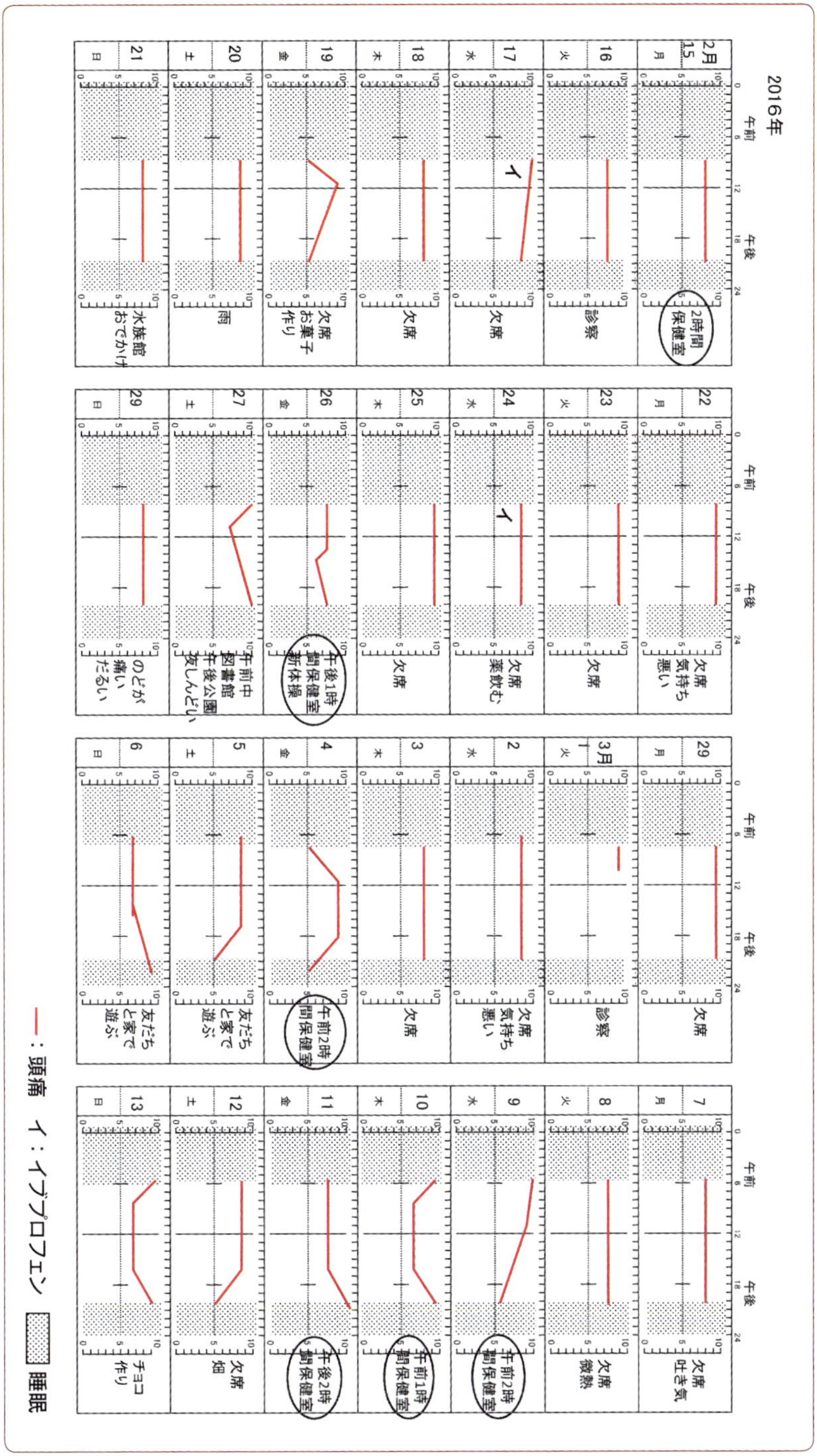

【図5a】慢性連日性頭痛の症例① 11歳女児（小学5年） 初診後記載を開始した頭痛ダイアリー

頭痛は毎日続いている。欠席は多いが、週末は活動していることも多い。

4 2016

MON	TUE	WED	THU	FRI	SAT	SUN
				1	2	3
4	5	6	7	8	9	10
11	12	13	14	15	16	17
18	19	20	21	22	23	24
25	26	27	28	29	30	

6 2016

MON	TUE	WED	THU	FRI	SAT	SUN
	31 病院	1	2	3	4	5
6	7	8	9	10	11	12
13	14	15 弁当	16	17	18	19
20	21 病院	22	23	24	25	26
27	28	29	30			

9 2016

MON	TUE	WED	THU	FRI	SAT	SUN
			1	2 給食	3	4
5	6	7	8 給食	9	10	11
12	13 給食	14 弁当	15 弁当	16 弁当	17	18
19	20 弁当	21 弁当	22	23 弁当	24	25
26 弁当	27	28	29	30		

【図5b】慢性連日性頭痛の症例①　11歳女児（小学5年）
小学6年になってからの登校カレンダー

女児による実物のカレンダーを忠実に作り替えたもの。

シール なし→欠席した日。

シール2枚、給食、弁当→普通に登校した日。

小学6年になってからは、頭痛の代わりに腹痛などの訴えが多くなったので、頭痛ダイアリーは中止し、登校カレンダーに切り替えた。

6月からはシールが貼れた日が多くなったことをほめ、自己評価を高めた。

9月からは保健室以外に教室に入れる日が増えた（行動療法）。

症例② 中高一貫校から公立中学に転校し、慢性頭痛を乗り越えた13歳（中学2年）女子

● 中高一貫校に入学後、頭痛で欠席が増えてきた

ゆかさんは中学1年の2月から頭痛で欠席が増えてきたと、中学2年の5月に受診しました。小学生のときからたまに頭痛がありましたが鎮痛薬は有効で、頭痛による欠席はありませんでした。小学5年から塾に通い、中高一貫校に入学し、中学1年の前半はふつうに通学していたといいます。他院で頭部画像検査、血液・尿検査が行われたときには特に問題なかったといい、毎日の頭痛には鎮痛薬が無効とのことでした。

診断は、父親と同じ前兆のない片頭痛が基礎にあって、心理社会的要因関与の緊張型頭痛が加わって頭痛が慢性化したと考えられました。付き添いの父親とは別に、ゆかさんと面接（支持的精神療法）すると、成績は最初良かったがその後は頑張っても上がらないこと、教師、友人間の問題などを話しているうちに涙を流しました。

次に父親と面接すると、ゆかさんは家でも暗く、学校のある平日朝に頭痛で起きられず欠席が続いている様子を話しました。一時的なものと思うが、子どもの抑うつ状態と考えられると父子に説明しました。そして、子どもには適応外使用であるが効果が期待できる不安や心の沈み込みをやわらげる薬を少量から開始することを提案しました（☞126頁）。同意の上、フルボ*キサミン錠（デプロメール）を1週間分処方し、内服開始後は様子をよく観察してほしいと父親に頼みました。

1週間後、相変わらず頭痛と学校欠席は続いていましたが、父親から、休日に友だちと出かけてびっくりしたと聞きました。真面目に2週間ごとに通院し、通院開始4ヵ月後、フルボ*キサミンと同じく不安や心の沈み込みをやわらげる薬のアリピ*プラゾール錠（エビリファイ）を加え2剤にしましたが、学校はたまに部活に行く程度で、家庭での勉強にも気持ちが向かない状態が続いていました。

2ヵ月以上通院が途切れ心配していたところ、中学2年の1月末に再診してきました。ゆかさんの表情はとても明るくなり、中高一貫校は退学して、地元の公立中学に2年生の1月から転校したこと、友だちもでき楽しく通学していることをうれしそうに話してくれました。兄が地元中学から高校を受験し、楽しく学校生活を送っていることも、転校の背中を押してくれたのかもしれません。再診の理由は、片頭痛の鎮痛薬の希望でしたが、公立中学に転校して連日性の頭痛がなくなったことを報告しにきてくれたのだと、うれしく思いました。

つらい気持ちが言葉にできず、強い頭痛として表れる

どの中学に入学しても、多くの子どもにとって中学1年は通り過ぎるのにエネルギーを要します。特に小学校から塾通いし、中学受験で入学した子どもにとって、ほっとしたのもつかの間、さまざまな問題が持ち上がり、強い連日性頭痛が始まり受診することがあります。特に成績の順位は子どもにとって大きな問題のようです。塾通いで中学合格がゴールと信じていた子どもが、1学期の試験の成績が期待に反して半分以下だったとします。〝もしかしてここが出発点で、これから6年間勉強を頑張り続けなければならない〟と思った途端、緊張の糸が切れ、小学校からの疲れがどっと出てしまいます。多くの子どもはこのつらい気持ちを言葉にできず、身体症状としての強い頭痛になり、それが理由で登校ができなくなります。

ゆかさんも、教師、友人関係、部活がうまくいかないことに加えて、勉強の悩みも話してくれました。これはバッテリー切れ状態ともいえ、充電にはとても時間がかかります。中学受験で入学した場合、子どものプライドが高く、なかなか地元の公立中学への転校の決断がつかないのですが、ゆかさんは家族のサポートもあり、転校できて本当に良かったと思います。

症例③ 起立性調節障害が共存していた慢性連日性頭痛の14歳（中学3年）女子

毎日頭痛が起きるようになり、立ちくらみやめまいの訴えも多くなった

えりさんは父母との3人家族で、自分の気持ちを出すのが苦手な子どもでしたが、中学1年まではふつうに学校生活ができていました。小学生のときからたまに頭痛がありましたが、中学2年の2月から頭痛が毎日起きるようになり、同時に立ちくらみやめまいの訴えも多くなりました。

中学3年になり症状がさらに悪化したため、かかりつけ医からの紹介で受診してきました。連日の頭痛は片頭痛の特徴がはっきりせず、緊張型頭痛が主と考えられました。嘔吐や神経症状はなく、緊急に画像検査が必要ではないことをえりさんと付き添いの母親に説明した上で、母親とは別に、えりさんから話を聴きました（支持的精神療法）。

もともと美術部で苦手だった同級生と、3年のクラス替えで一緒になったことが頭痛悪化につながったようでした。「父母に反抗している？」との質問に、反抗が何かを理解していなかったので、口答え、無口になるなど、まず父母に気持ちを出す

よう勧めました。また、毎日の頭痛と症状などを頭痛ダイアリーに記載するよう勧めました（図6a）。

ダイアリーを見ると、めまいと立ちくらみは毎日あり、ときどき脳貧血（血の気がひく感じ）があり、症状から起立性調節障害が疑われました。その後の新起立試験（☞MEMO）で、体位性頻脈症候群と診断され（図6b）、最初に塩酸ミドドリン錠（メトリジン）、その後、漢方薬の小建中湯《しょうけんちゅうとう》を追加しました。朝は何とか起きて、遅刻して登校でき、体調不良のわりには欠席は多くはありません。また、ときどき強い頭痛があり鎮痛薬を内服して軽減しているので、母親と同じく前兆のない片頭痛もあると考えられました。

母親には少しずつ口答えができるようになり、体調不良と付き合いながら受験して希望の高校に入学しました。入学後は欠席なく登校していますが、塩酸ミドドリンと小建中湯《しょうけんちゅうとう》は続けています。高校2年現在、慢性的な緊張型頭痛は続いていますが、あまり気にならず、月経時の吐き気や嘔吐を伴う片頭痛時のみ、*ロキソプロフェン錠（ロキソニン）と*レバミピド錠（ムコスタ）を内服しています。

● 主症状が起立性調節障害による症状なのか、頭痛によるものなのかを見極める

連日性の朝の頭痛で登校できない中高生が、起立性調節障害と診断され、治療されていてもなかなか登校できないと受診することがあります。頭痛は起立性調節障害の症状に含まれますが、起立性調節障害は循環器系の自律神経の機能不全で、頭痛が主症状でなく、立ちくらみやめまいなどの循環器系の症状が主です（☞127頁）。

えりさんの頭痛ダイアリーには、休日も平日同様、立ちくらみ、めまいが記されていて、まさしく起立性調節障害の症状が主であることがわかります。症状が強いわりには学校欠席が少なく、これは心理社会的要因があるにしても起立性調節障害がメインであることを示していると思います。

MEMO　新起立試験

起立直後、血圧回復にかかる時間や起立前後の血圧、脈拍などを測定する。起立性調節障害の診断に必要な検査。

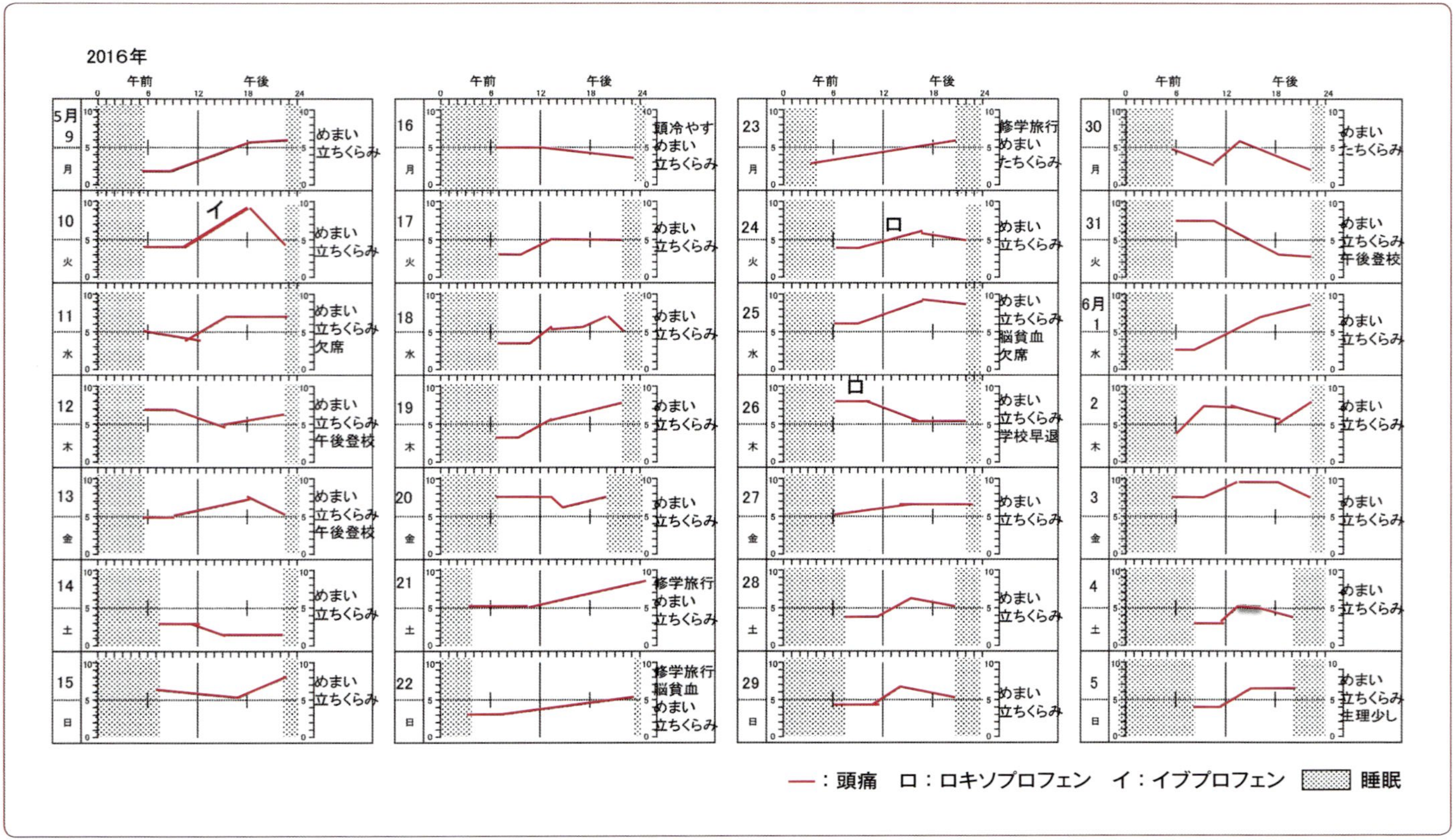

【図6a】慢性連日性頭痛の症例③　14歳女子（中学3年）　初診後に記載を開始した頭痛ダイアリー

頭痛の他、毎日めまい、立ちくらみが続いている。睡眠は規則的、週末に寝だめをしている。欠席は少ない。

起立性調節障害の身体症状項目

○ 1. 立ちくらみ、あるいはめまいを起こしやすい
○ 2. 立っていると気持ちが悪くなる、ひどくなると倒れる
× 3. 入浴時あるいは嫌なことを見聞きすると気持ちが悪くなる
× 4. 少し動くと動悸あるいは息切れがする
○ 5. 朝なかなか起きられず午前中調子が悪い
○ 6. 顔色が青白い
× 7. 食欲不振
× 8. 臍疝痛をときどき訴える
○ 9. 倦怠あるいは疲れやすい
○ 10. 頭痛
○ 11. 乗り物に酔いやすい

上記の3項目以上で起立性調節障害の疑い

検査時コメント
・起床後6分で気分不快が始まり10分後も続く.
・生あくび何度かある.

起立性調節障害の診断

1. 起立直後性低血圧(血圧回復時間≧25秒)
○ 2. 体位性頻脈症候群
(起立3分以後の心拍数≧115/分または心拍数増加≧35/分)
→ 56/分増加
3. 血管迷走神経性失神
○ 4. 遷延性起立性低血圧
(起立3〜10分経過して収縮期血圧が臥位時の15%以上、
または20mmHg以上低下する) → 22mmHg低下

身長 156 cm
体重 51 kg

10:30検査開始

新起立試験法の結果

時間	収縮期/拡張期血圧	心拍数
臥位1回目	118/66	73
2回目	114/55	77
3回目	125/60	73
血圧回復時間	(12)秒	
3分後	124/99	130
5分後	94/57	67
7分後	73/64	78
10分後	97/60	104

(血圧回復時間1分、9分は省略)

注) 臥位血圧値・心拍数は3回測定の中間値を採用する

【図6b】慢性連日性頭痛の症例③ 14歳(中学3年)女子 新起立試験の結果

症例④ 昼夜逆転、不登校状態をダンスで乗り切った14歳（中学2年）男子[1]

● バッテリー切れ状態から強い頭痛が始まり、完全な不登校状態に

こうくんは、中学1年の2学期後半から強い頭痛が始まり、3学期からは完全欠席、昼夜逆転状態になり、中学2年の5月に他県から受診してきました。すでに地元の頭痛専門外来に通院し、血液・尿検査、頭部MRI検査では異常はなく、鎮痛薬と吐き気止めの薬が処方されましたが効果はありませんでした。予防薬としてのバルプロ酸錠（デパケンR）、アミトリプチリン*錠（トリプタノール）は効かず、昼夜逆転に対してラメルテオン*錠（ロゼレム）、ゾルピデム*酒石酸塩錠（マイスリー）が追加されましたが、無効とのことでした。父、姉、父方祖母に頭痛がありますが、こうくん自身はそれまで頭痛を経験していません。

著者の病院での起立試験で、起立性調節障害の体位性頻脈症候群が診断されましたが、完全な不登校状態だったので心理社会的要因が強いと考えられました（☞123、125頁）。特に朝に強い頭痛が連日続き、1日中頭痛で寝込んでいることも多いとのことです。母子別に面接（支持的精神療法）を開始するとともに、頭痛ダイアリーの記載を勧めました。頭痛ダイアリーを見ると、朝起こされても強い頭痛で起きられず、昼まで寝ていて昼夜逆転の様子がわかりました（図7a）。

こうくんは真面目で、学校や家で良い子のタイプ、中学入学後に頑張りすぎて、1年の2学期前半でバッテリー切れ状態（☞138頁）になった、いわゆる「優等生の息切れ型」の不登校と考えられました。本人に、平日皆が学校で勉強している時間帯はテレビやゲームは禁止と話し、身体を動かすことが、頭痛軽減につながることを説明しましたが、外には出られないというので、家の中でできる筋肉トレーニングを勧めました。

また、こうくんと母親に、いまの頭痛には頭痛薬が効かないが、不安や心の沈み込みをやわらげる薬が有効と説明し、同意のもとにフルボキサミン*錠（ルボックス）を2週間分処方しました。服用開始後から生活のリズムが整い始め、適応指導教室（☞MEMO）への参加や友人との外出など行動範囲が広がり、不思議と頭痛はなくなりました（図7b）。最初は「何も楽しいことがない」と言っていましたが（☞139頁）、しばらくして「ダンスが好きで習いたい」と話すようになりました。

ダンス教室に週1日通い始めてからは、少しずつ目の輝きが出て表情が良くなりました。適応指導教室通学のまま、中学校は卒業式のみ出席できました。高校はダンスのできる通信高校に進学し、欠席なく通学できていたので、薬は中止し、高校2年で通院は終了としました。母親に対しては、さまざまな疑問に答えながら、この頭痛は子どもの心のもやもやが解決するまで続くので、登校については本人に任せ、ときどきさなぎの話(☞103頁)をしながら、成長を待つしかないことを根気よく伝えました。母親の理解や家族の協力も良かったと思います。

●「楽しいこと探し」をしながら、子どもの成長を待つ

こうくんは、母親がよく外来に連れてくることができたと思うような昼夜逆転の状態で、昼間のほとんどは頭痛がつらくて寝ているような生活でした。もともととても真面目な子どもだったというので、頑張りすぎてバッテリー切れといえる状態でした(☞138頁)。こうくんが「何も楽しいことがない」(☞139頁)というので、「何か食べて美味しいと思うのも楽しいことじゃない?」などと受診のたびに「楽しいこと探し」の会話をしていくうちに、ダンスが好きと言い出したのです。そこから、こうくんはダンス教室を探して見学し、週1回電車で通い始め、少しずつ元気になりました。

中学卒業後、ダンスができる通信高校に通い出してからは、年齢相当の若者らしくなり、ダンスの発表会の素晴らしい写真も見せてくれました。最初はトンネルの出口が見えなかった母親も、こうくんの成長を待つことができるようになり、さなぎの話も有効だったと思います。

MEMO **適応指導教室**

教育支援センターともいう。市町村の教育委員会が、長期欠席の不登校の小中学生を対象に、学籍のある学校とは別に、市町村の公的な場所で、学習の援助などを行う。指導を受けた日数は出席扱いとなる。

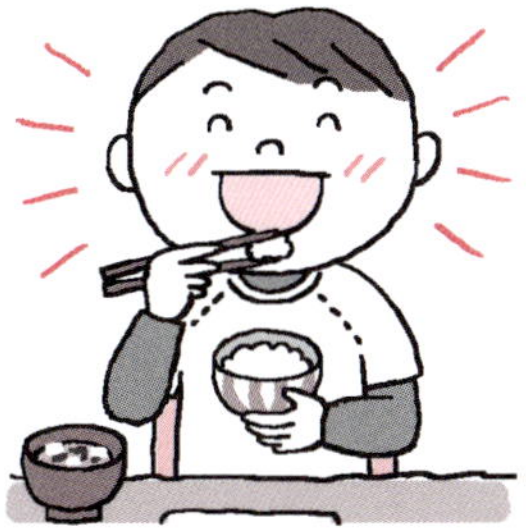

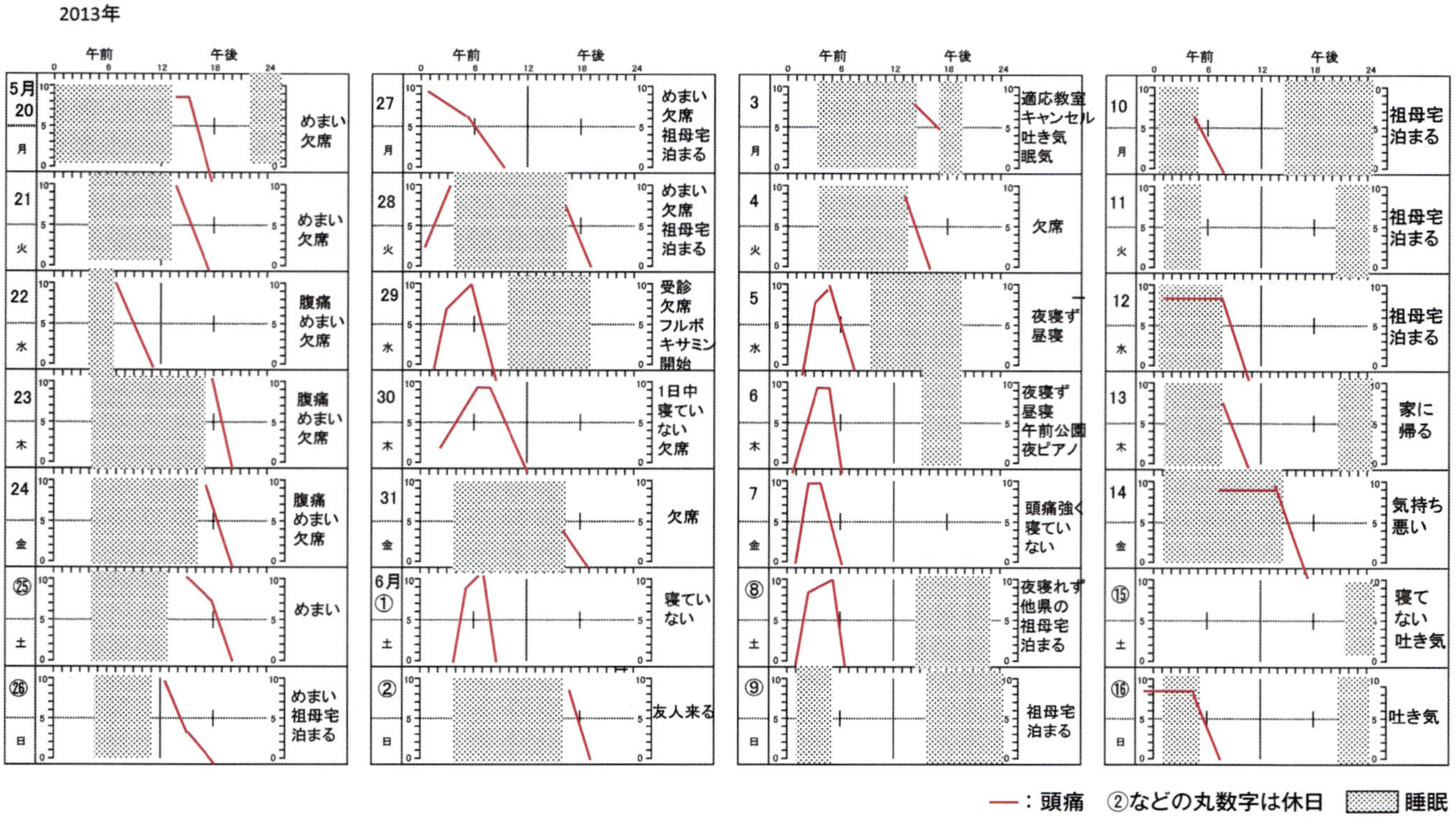

【図7a】慢性連日性頭痛の症例④　14歳（中学2年）男子　頭痛ダイアリー（不登校、昼夜逆転状態）

他県の祖母宅に泊まったときは、やや規則的な生活となり、不定愁訴も少なかった。

（藤田光江：日本頭痛学会会誌，44：433，2018）

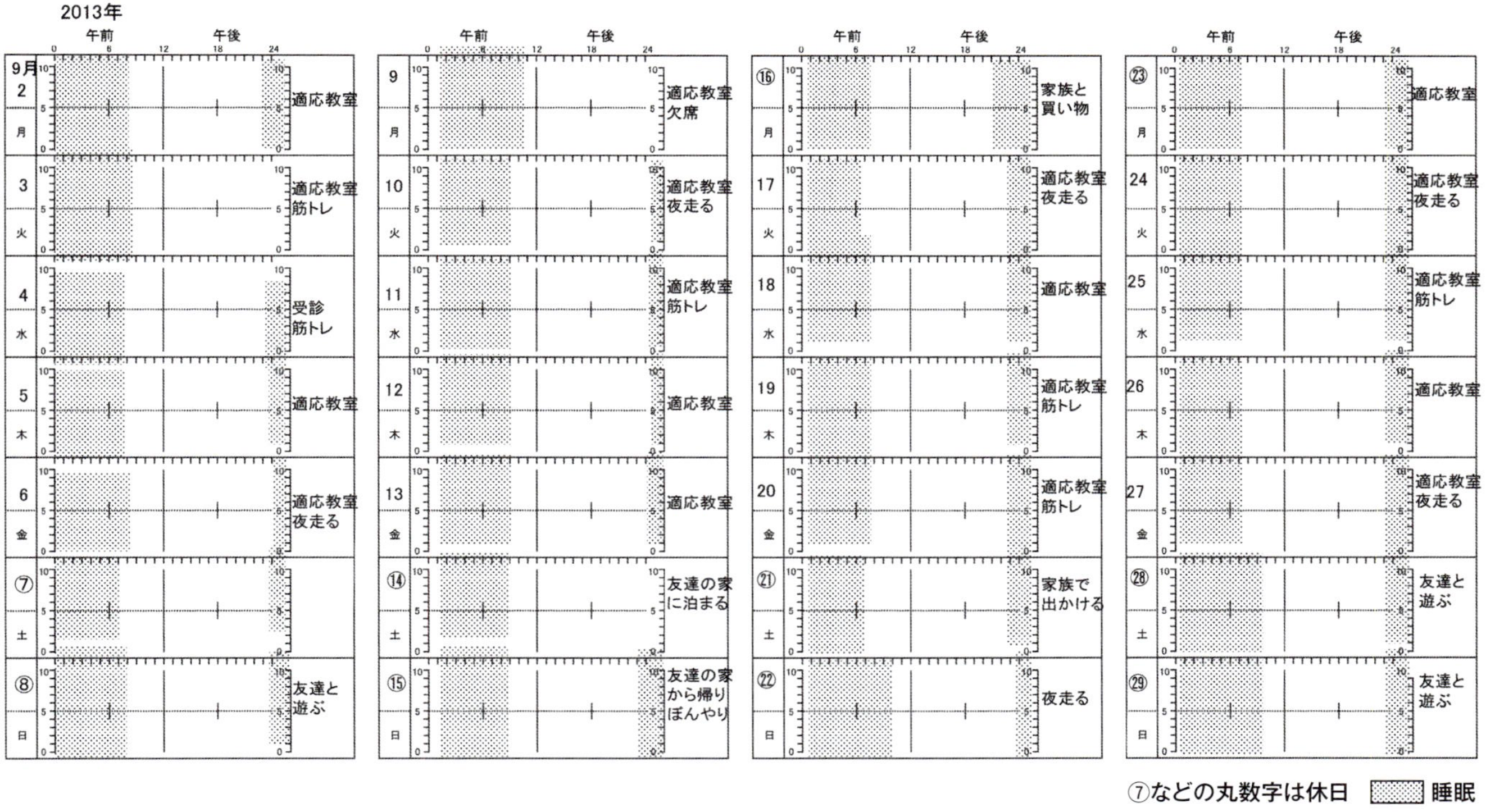

【図7b】慢性連日性頭痛の症例④　14歳（中学2年）男子　治療開始後の頭痛ダイアリー

頭痛は消失し（赤色の線は記入されていない）、適応教室に出席。

（藤田光江：日本頭痛学会会誌, 44：433, 2018）

症例⑤ 身体症状症（身体表現性障害）と考えられた慢性連日性頭痛の15歳（中学3年）女子

● 体育祭の実行委員をやり遂げた後、頭痛を訴え欠席が増加し、引きこもり状態に

あきさんは、小学校の頃から委員に立候補するなど、積極的に学校生活を送れる子どもでした。小学校、中学1年とも頭痛はなく普通に生活していたのですが、中学2年秋の体育祭の実行委員で頑張った後、朝の頭痛を訴えて欠席が増え始めました。3学期からは完全不登校となったため、近くの総合病院を受診し、起立性調節障害と診断され、また他院では片頭痛と診断されて治療が開始されました。

しかし、症状は悪化する一方で、部屋に引きこもりがちになったため、著者の外来を受診してきました。父母の話では、他人に気遣いする誰から見ても本当に良い子でしたが、最近は自分の部屋にこもり、家族とも食事はしないとのことでした。前医での血液・尿検査、頭部ＭＲＩ検査には特に異常はなかったといい、両親とは別に面接（支持的精神療法、☞124頁）を開始しました。いまも強い頭痛が続いているといいますが、表情は抑うつ的でなく、応答についても活気はないものの年齢相当でした。

あきさんは「小学校は楽しかった。中学に入ってからも同じように頑張ったが、委員になっても級友が言うことに従わないどころか、いやみを言ってきたりしてつらい思いをした。小学校では成績も良いほうだったのに、中学では頑張っても半分以下だった」など話してくれました。

あきさんには、頭痛は自分しかわからない症状なので、頭痛ダイアリーをつけてみようと勧めました。頭痛ダイアリーでは、夏休みに入ってもレベル7～10の頭痛が持続していました（図8）。両親の話では高校3年の兄と高校1年の姉がいて、あきさんは姉と同じ高校を希望しているが、定期試験の成績が思わしくなく、それがショックだったのかもしれないと話していました。

夏休みになって母への訴えはむしろ強くなり、学校での問題と同時に家庭での葛藤があることを感じさせます。5人兄妹の真ん中で、皆公平にと思って育てているつもりと両親は話していましたが、兄妹でも能力が違っている点をあきさんは感じ取ったのかもしれません（☞139頁）。

他院での起立性調節障害、片頭痛の薬はすべて副作用が出て合わないと、あきさんはいいます。顔色は悪く、起立性調節障害はあると考え、漢方薬の小建中湯《しょうけんちゅうとう》を勧めたところ、副作用なく内服でき、血色や活気も良くなりました。外来での面接（支持的精神療法）で、家族、学校以外で自分の気持ちを語れる場をもてたのも成長につながったと思います。まず塾に通い出し、その後、学校の出席日数を得るために別室登校（保健室や相談室に登校する）を開始しました。頭痛の訴えはなくなり、家族ともふつうに生活ができているとのことです。

●自信がない、認めてもらいたいという気持ちから、身体症状症の状態に

あきさんは、小学校では活発で勉強もできるほうだったといいます。中学入学後も剣道部や勉強をはりきってやっていましたが、1学期の定期試験が思ったより悪く、ショックを受けていたようです。また剣道を中学から始めたあきさんは、小学校から道場に通っていた同級生にかなわず、夏休みの練習がつらかったようです。

秋に体育祭がある中学校も多いですが、その後、頭痛を訴え始め、欠席が増える子どもが少なくありません。あきさんは頭痛のほか、起立性調節障害の身体症状も強くなりました。自己顕示欲のある性格特性、上手くいかない自分を家族に認めてもらいたい気持ちが強く、一時的に身体症状症（身体表現性障害）のような状態になったと思われます。

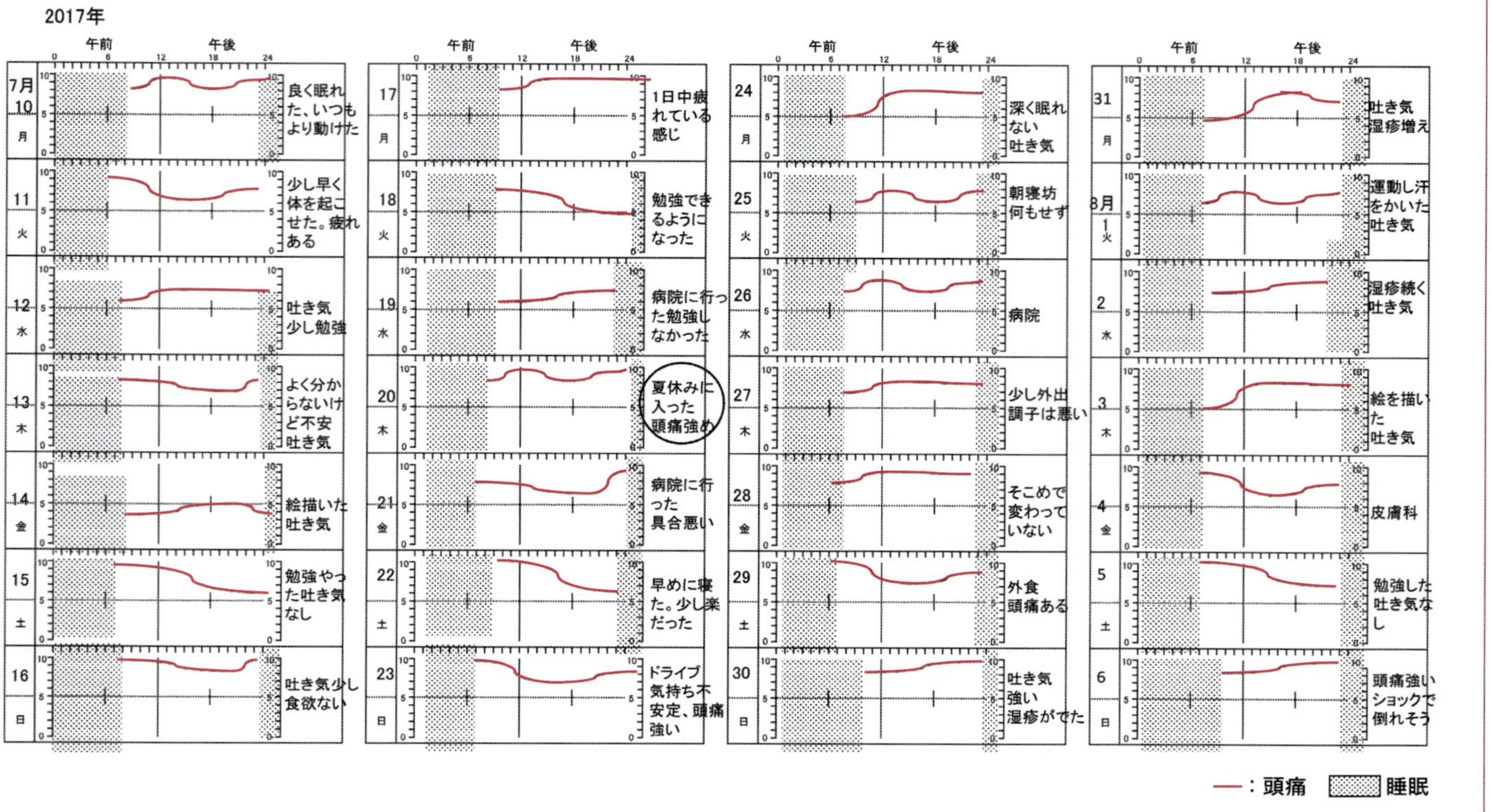

【図8】慢性連日性頭痛の症例⑤　15歳（中学3年）女子　頭痛ダイアリー（慢性緊張型頭痛）

夏休みに入ってもレベル7～10の頭痛が持続、母への訴えはむしろ強くなった。

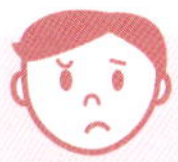

症例⑥ 片頭痛の治療に抵抗し、心理社会的要因関与の慢性緊張型頭痛が主と気づいた16歳（高校1年）男子

● 高校入学から、薬がだんだん効かなくなり欠席が増えた

しゅうくんは、中学3年の春から発作性頭痛が月に2回くらい起こるようになりましたが、鎮痛薬内服で生活の支障はありませんでした。ところが、3学期から頭痛の回数が月に15日以上となったため、近医の紹介で受診してきました。ときに視覚前兆がある片頭痛に受験のストレスが加わり、緊張型頭痛が共存していたと考えられました。付き添いの母親にも前兆のない片頭痛があり、兄にも頭痛があるとのことでした。受診時は、高校進学が決まり春休みになったため、発作性頭痛のみとなっていましたが、高校生になり欠席はしたくないといい、予防薬としてアミトリプチリン錠*（トリプタノール）の服用を開始しました。前医での血液・尿検査、頭部MRI・MRA検査では特に異常は認められませんでした。

高校1年になり、低気圧と関連する嘔吐を伴う頭痛発作に、始めはリザトリプタン錠*（マクサルト）が有効でした。しかし2学期になり、リザトリプタンが効かなくなったというので、予防薬を塩酸ロメリジン錠*（ミグシス）に変更しました。頭痛が続くため通院が頻回になり、予防薬をバルプロ酸錠（デパケン）に変更しましたが頭痛は続き、学校欠席も増えてきました。

2学期後半、特に月曜の朝に強い頭痛で目が覚めるが、リザトリプタン*が無効とのことで、トピラマート錠*（トピナ）を追加し、バルプロ酸を徐々に減らすことにしました。この時、部活の朝練中に毎日強い頭痛があるといったため、もう一度保護者とは別に、生活の詳細を聴きました（再診時の子どもへの問診、☞129頁）。「高校は県立だが、ハンドボール部のスポーツ推薦で入学した。そのため部活を辞めたいが辞められない」とつらそうに話し始めました。しゅうくんは、いわゆる良い子で、両親や教師に逆らったことがないとのことです。明らかに部活のストレスによる頭痛と判断し、「ドクターストップで休部としては？」と主治医として提案しました。その後、診断書も書き、しゅうくんは自分で学校と相談して部活を休部しました。あれほどつらそうだった連日の強い頭痛は、休部後に消失したので、片頭痛の予防薬は中止しました。高校2年になり、学校側も休部の状態を認めてくれたため、いまはたまに起こる片頭痛発作のみで、リザトリプタン*や鎮痛薬が有効とのことです。早めに部活と関連した慢性緊張型頭痛と気づいたこと、スポーツ推薦でしたが受験で入学したのが県立高校のため、転校を迫られることはなかったことが、しゅうくんにとって幸運だったと思います。

治療が難航した場合は、子どもの話をあらためて聴くことが大切

しゅうくんは、中学時代はハンドボール部一筋で、学校でも家庭でも自分をあまり主張せず、教師や両親にとっていわゆる良い子で特に問題なく過ごしてきました。初診時の問診でも、頭痛はときに前兆はあるものの嘔吐はなく、薬が有効で片頭痛と診断されました。

高校生になってから徐々に薬の効かない頭痛が増え、最初は片頭痛が頻回になったと考え、予防薬の調整を行っていました。2学期になって「頭痛が月曜の朝に起こる。朝練の最中に起こる」がヒントになり、学校に対する心理社会的要因が疑われ、もう一度、しゅうくんのみから話を聞きました。心理社会的要因のない片頭痛では、保護者同席で子どもの話を聴くことも多いですが、治療がうまく行かなくなった場合、保護者とは別に生活環境などを子どもから改めて聴くことが重要だと、しゅうくんから学びました。

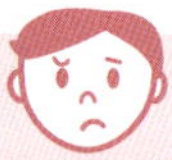

症例⑦ ゲーム依存から立ち直った16歳（高校2年）男子

中学から頭痛が始まり不登校になり、高校進学後も欠席が続くようになった

かずくんが受診してきたのは中学1年の秋で、夜眠れず、朝起きられず登校できない日が続いていました。総合病院の小児科で起立性調節障害と診断され、塩酸ミドドリン錠（メトリジン）で治療がされていましたが症状は改善しないようでした。頭部MRI検査や血液検査では特に問題がなかったというので、初診時から母子別に面接（支持的精神療法）を開始しました。

かずくんは開口一番、「ぼくゲーム依存です」と言い（☞136頁）、驚いている著者に、ゲーム仲間がいて夜中にゲームをしていると話してくれました。さかのぼって聴いてみると、「小学4年まではふつうの生活だったけど、5年の担任の先生がいやで勉強しなくなった。中学入学後にバスケ部に入ったが、夏に右足を怪我してできなくなり、その頃から毎日頭痛が起きるようになった。中学は教師が高圧的で、クラスに苦手な男子もいて面白くない」といいます。

母親からは、「父親は離婚でいないため、兄とかずくんの3人家族だったが、自分の認知症の父親を介護のため引き取った。かずくんは干渉されたりして気疲れしているらしい」と聞きました。かずくんには、ゲームについては何も言わず、夜眠って規則正しい生活をすることから始めようと提案し、母子に不安や心の沈み込みをやわらげる薬がいまの状態には有効であることを説明し、承諾を得た上で*リスペリドン錠（リスパダール）を処方しました。服用開始後、徐々に規則的な生活になり、教育支援センターや塾に通い出しました。教育支援センターでのWISC-Ⅳ知能検査では知的には問題はないが、凸凹があると言われたとのことです。

中学2年になりクラスの雰囲気も気に入って、始めは登校していましたが、1学期後半から朝起きられなくなりました。遅刻しては行けないことと、小学校からの勉強の遅れが、かずくんにとってショックだったようです。中学3年になり教育支援センターには行くものの登校はできず、リスペリドンを*アリピプラゾール錠（エビリファイ）に変更し、その後少しずつ高校進学を考え出しました。

高校は公立の定時制夜間部に入学し、1学期は出席していましたが、秋から不眠、食欲不振、体重減少がみられ、再度欠席が続き始めました。あれほど好きだったゲームもしなくなり、母親から自分の妹がうつだった頃と似ていると聞いたこともあり、抗うつ薬である*フルボキサミン錠（デプロメール）を追加しました。その後少しずつ食欲や睡眠が改善し、無事進級できました。高校2年のいまは学業に対する意欲も出てきて、飲食業のバイトを週に3日行い、自分の口座に給料が振り込まれるのがうれしいと話しています（☞148頁）。あれほど不眠に悩まされていたのに、いまは疲れて帰宅後はばたんきゅうと寝てしまうそうです。薬はかずくんと相談しながら少しずつ減量しています。

● 環境要因の他に、不安や抑うつ状態になりやすい性格特性も関連

登校できなくなった中高生を診ていると、実にさまざまな要因があります。そのなかでも環境要因はとても大きいのですが、不安や抑うつ状態になりやすい子どもの性格特性も関連していると思います。子どもにとって望ましくない級友や教師は避けて通れないのですが、その対人間の葛藤が頭痛になって強く表れ、学校欠席につながる場合は深刻です。

かずくんは、自分はゲーム依存だと語ってくれるような素直な性格でしたが、長期欠席の他、不眠や食欲不振に関連する精神的な波があり、不安や心の沈み込みをやわらげる薬が有効だったと思います。高校卒業は子どもにとって1つの関門と思われ、かずくんも卒業までは通いたいと希望しています。

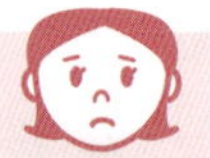

症例⑧ 長期の頭痛と不登校から脱却中の自閉スペクトラム症の18歳（高校3年）女子

●友だちができない、教師から叱られたことで連日性頭痛に

れいさんが受診したのは小学6年の3学期で、1学期まではふつうに登校していたのに、2学期から頭痛で登校できなくなり、中学入学も間近になって心配した母親が外来に連れてきました。小学1年から発作性の頭痛があり、頭痛専門外来で片頭痛の診断で、予防薬としてバルプロ酸錠（デパケン）が処方されていました。

小学6年の夏、苦手の体育の授業で陸上の練習をしていて片頭痛発作が起きてしまいました。後で知ったことですが、動きが悪くなったれいさんを怠けていると思った担任が叱ったことが、連日性頭痛と学校欠席のきっかけのようです。学校で友だちができないことも悩みのようでした。

家族は父母と兄の4人、母親は常勤で働いていて、近くの祖母がれいさんの世話をしていましたが、祖母の年齢やれいさんの長期欠席もあり、母親は退職を決めたといいます。母親とれいさんに不安や心の沈み込みをやわらげる薬がいまの状態に効く可能性があることを説明し、了解の上、*フルボキサミン錠（デプロメール）の服用を開始しました。

中学1年は別室登校をしながら定期試験も受けていましたが、2年の秋からは完全欠席になり家から出ない状態になりました。その上、朝起こしても起きられず、昼過ぎまで寝ている生活が続いたので、*リスペリドン錠（リスパダール）を追加処方しました。中学3年になっても教育支援センターなどへも通いたがらず、発達障害の疑いもあったので、児童精神科に紹介しました。

WISC-Ⅳ知能検査では知的な問題はないとされ、自閉スペクトラム症（アスペルガー障害）に入るといわれたとのことですが、著者の外来と同じ薬を続けることになりました。中学は不登校のまま卒業し、高校はれいさんの特徴を知った上で受け入れてくれた通信高校に入学しました。通学が必要なときは、遠距離のため母子で宿泊して通っていました。最初は不安で頭痛が強くなり、登校できずに帰ってきたこともあったそうです。それでも少しずつ勉強を始め、テストを受けて単位が取れたとうれしそうに話してくれました。

最近は「小学校以来、初めて自分から勉強するようになり、わかることが増えてきた。あれだけ訴えていた毎日の頭痛はなくなった。年に数回の強い吐き気を伴う頭痛には*スマトリプタン点鼻薬（イミグラン）が有効」と話してくれました。

片頭痛に対する学校スタッフの理解が必要

小学1年から片頭痛発作があったれいさんは、6年時に苦手な体育の授業中、片頭痛発作が起き、片頭痛を理解していなかった担任から叱責されたことがトラウマになったようです。子どもにも片頭痛があり、保健室での安静が必要な病気であることを学校スタッフに周知してもらう必要があると改めて思いました。

れいさんが同年齢の友だちと対人関係を築けなかったのは、自閉スペクトラム症と関連していると思いますが、保護者と学校の根気強い働きかけで、やっと社会につながることができる兆しがみえてきました。れいさんが慢性連日性頭痛から解放され、片頭痛がわかってきたことが何よりの進歩と思います。さなぎ状態が長かったけれど、いずれ蝶になりそうな予感がします（☞103頁）。それにしても陰で支えている父親はもちろん、母親の頑張りに頭が下がります。

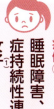

症例⑨ 睡眠障害、長期欠席を通り抜けた新規発症持続性連日性頭痛[1]の12歳（中学1年）女子

夏休み中に頭痛、立ちくらみやめまいを訴え、9月から不登校が続く

あやさんは、3歳下に妹のいる中学1年女児、1学期は陸上部で頑張っていたそうです。夏休みに母の実家に家族で帰省し、帰宅後から頭痛を訴えるようになりました。頭痛は朝に強く、めまいや立ちくらみもあり、昼まで寝ていて、9月から登校できない状態が続いていました。ある医療機関で低髄液圧による頭痛（国際頭痛分類 第3版）と診断され、治療が予定されていましたが、他院での頭部MRI・MRA検査では問題がなかったので、中学1年の11月後半に著者の病院に紹介されてきました。それまで頭痛の経験はなく、また頭部外傷など思い当たることもなく、家族に頭痛持ちはいません。

あやさんの頭痛は、発症の日時が特定でき、その後も拍動性の強い頭痛が連日続き、3ヵ月以上経過しているので、新規発症持続性連日性頭痛（国際頭痛分類 第3版）と診断されました。悪心《おしん》（吐き気）・嘔吐はありませんが、光過敏・音過敏はあり、めまい、立ちくらみもあるといいます。初診時は完全不登校状態でした。血圧、血液・尿検査の所見も特に問題はなかったので、あやさんには頭痛ダイアリーの記載を勧めました。また母子別の支持的精神療法を開始し、睡眠時間にはこだわらず、起きている時間の過ごし方を重視するよう話しました。

初診時、起立性調節障害の共存が考えられ、起床時のミドドリン錠（メトリジン）による血圧上昇の効果を母子に説明し、服用を開始しました。再診時には勉強などが少しでもできたことを評価し、自己評価を高めるサポートをしました。1ヵ月後の再診時の頭痛ダイアリーを見ると、朝は頭痛で起きられず、昼過ぎてから起きる、夜も寝ていて過眠状態であり（図9a）、うつ病、不安症群の共存が考えられました。このため、*フルボキサミン錠（ルボックス）を追加しましたが、睡眠状態、不登校についての改善はなく、中学3年になっても同様の状態でした。このためミドドリンを中止し、*リスペリドン錠（リスパダール）を追加したところ、起床時刻が午後だったのが正午前になり少し早くなりました。外出も増え、塾も休まず通いだして、通信高校を受験し入学しました。

入学後は週に2日、午後の授業は休まず出席し、課題もこなし、無事2年に進級できたため、本人と相談し、薬を徐々に減らして中止しました。初診から3年後の高校2年時の頭痛ダイアリーを見ると、8時頃には起床し、週末寝だめをしているのがわかります（図9b）。まだ頭痛はあると記載されていますが、日常生活に支障はなく軽度です。結局、片頭痛はなく慢性緊張型頭痛と診断される頭痛だったと思います。あやさんは高校からの推薦で希望の大学に入学し、欠席することなく楽しい学生生活を過ごしています。

●頭痛ダイアリーと通院時の対話がサポートにつながった

あやさんの午後起床については、著者もどう対処してよいかわからず随分悩みました。それでもきちんと記載したダイアリーを毎回持参し、通院して会話が成り立っていたことが救いでした。頭痛発症が学校生活での問題やバッテリー切れがきっかけだった可能性はありますが、聞き出すことはせず、あやさんの話を傾聴しました。いまの生活をサポートし、自己評価を上げていったことが、乗り越える力になったと思います。

薬については、子どもに対して適応外使用であることを母子に十分説明し、了解の上で処方しました。母親には、ときにさなぎの話をしながら、朝起こすくらいが親の仕事で、子どもの成長を待つことが重要であることを話し続け、理解と協力が得られたと思います。

［参考文献］
（1）藤田光江「小児・思春期の頭痛と睡眠」『日本頭痛学会会誌』44、433頁、2018

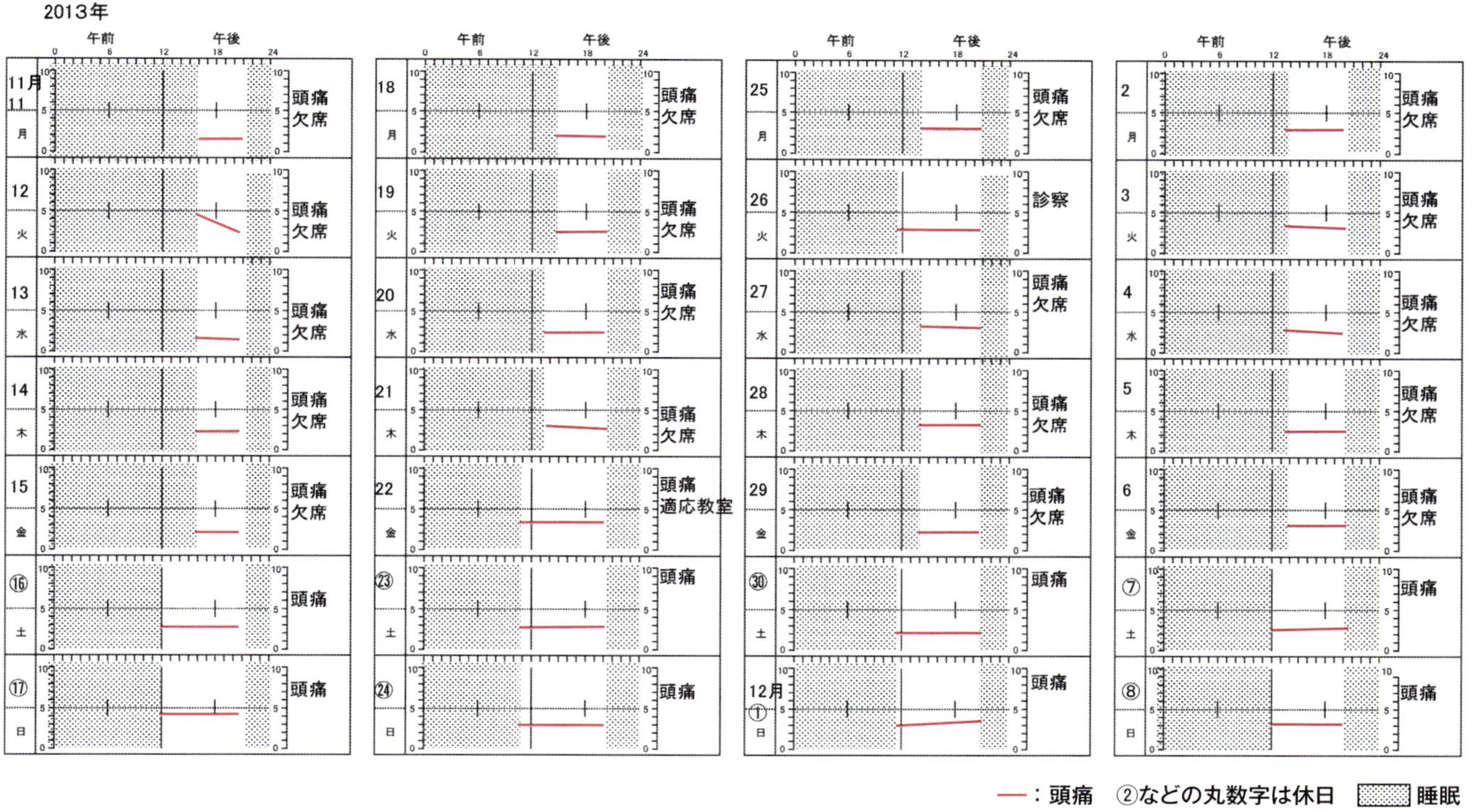

【図 9a】慢性連日性頭痛の症例⑨　12歳（中学１年）女児→初診１年後（中学２年）の頭痛ダイアリー

学校のある平日は起こしても起きず、午後まで寝ているため、登校できない。週末はやや早く昼頃起床する。

（藤田光江：日本頭痛学会会誌，44：433，2018）

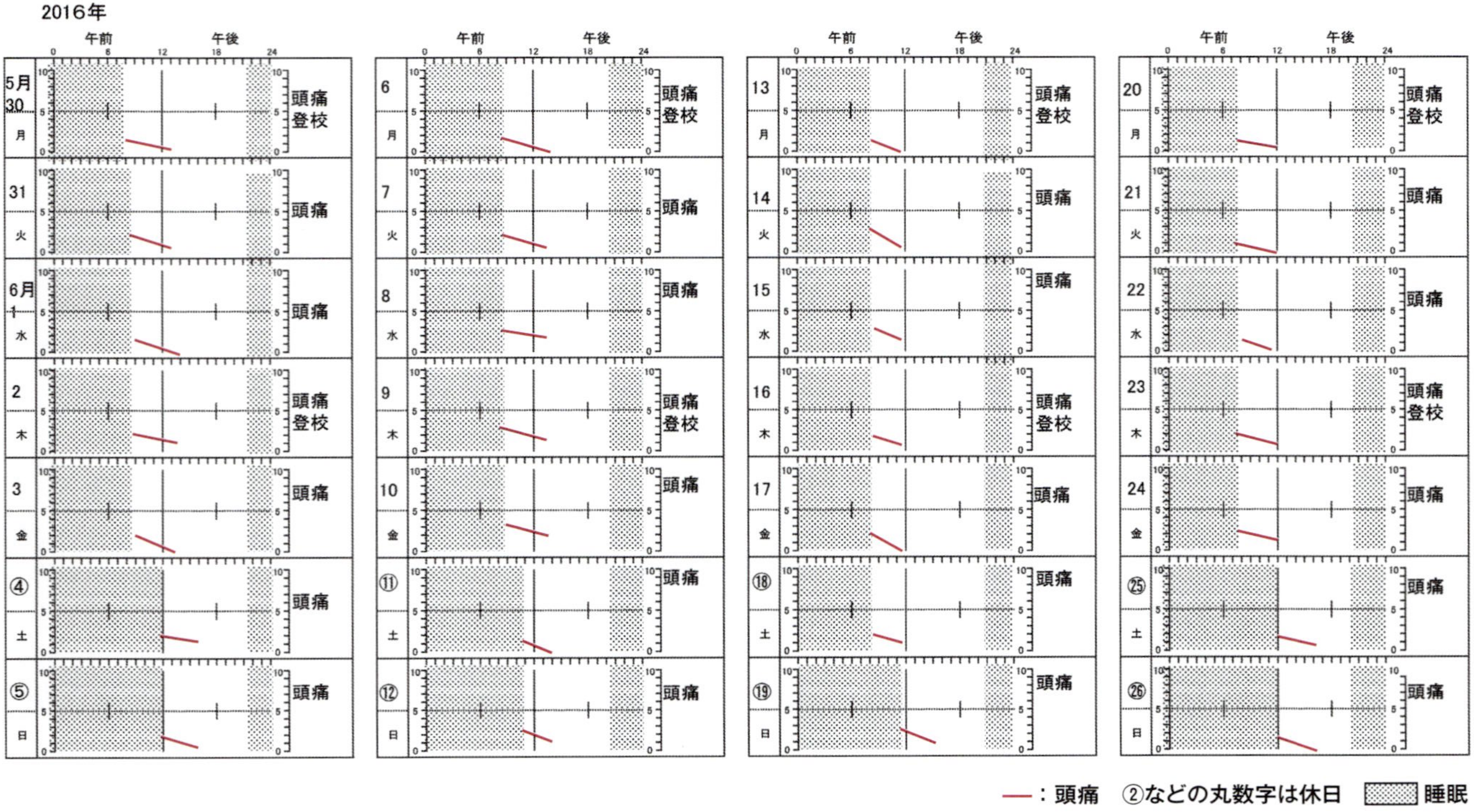

【図9b】慢性連日性頭痛の症例⑨　12歳（中学1年）女児→初診3年半後（高校2年）の頭痛ダイアリー

登校が週2回13時からの通信制高校に入学し、欠席はなく課題もこなしている。平日は規則正しい生活となり、週末は寝坊する。まだ、頭痛はあると記載。

（藤田光江：日本頭痛学会会誌，44：433，2018）

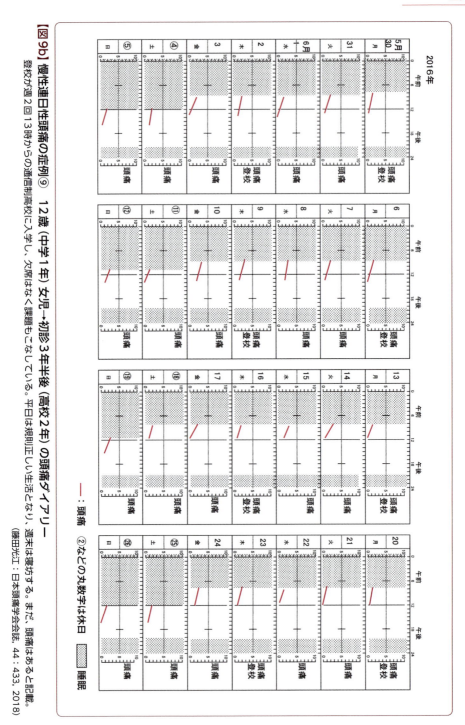

4 二次性頭痛の症例

（＊）小児に対して適応外使用の薬

症例① 頭痛を主訴に一般外来を受診し、著明な高血圧が判明した11歳（小学5年）女児[1]

嘔吐を伴う両側頭部の拍動性の頭痛、体重減少、立ちくらみやめまい、浮遊感も

えっちゃんは10歳頃から、月に何回か頭痛があり、嘔吐することもあったようですが、症状が毎日でなかったので様子をみていたそうです。頭痛は両側頭部の拍動性（ガンガンする）頭痛でしたが、嘔吐を伴うことが多くなり、体重が4 kgも減少していたことに気づいた母親が、学校が休みの土曜に、著者の外来に連れてきました。

父母に頭痛はなかったのですが、症状からは前兆のない片頭痛が疑われました。意識ははっきりとしていて、理学的（身体診察）・神経学的に特に異常はありませんでした。立ちくらみ、めまいや浮遊感（ふわふわした感じ）もあったので、起立性調節障害の共存も疑われ、生理検査室での起立試験をオーダーしました。ところが、担当技師から血圧がよく測れないと連絡がきました。外来でもう一度測ったところ、最高血圧（収縮期血圧）は216㎜Hg、最低血圧（拡張期血圧）は148㎜Hgと、著明な高血圧が判明しました（☞MEMO）。

当時（20年前）は自動血圧計ではなく、水銀血圧計を使用していました。起立性調節障害の場合、安静時収縮期血圧の測り始めは、正常血圧あたりからだったので、拡張期圧がそれ以上だったえっちゃんの血圧が測れなかったのも無理はありません。

緊急性のある高血圧と判断し、大学病院の小児科に依頼し、入院に至りました。大学病院に転院後、電解質異常によるテタニーといわれる症状（手の筋肉の硬直）があり、その後の検査結果で、血漿レニン活性とアルドステロンが高値（血圧を調節するレニンという酵素の活性が高まっている状態）を示していました。引き続き腹部エコーおよびCT検査、腎動脈造影、腎生検が行われ、最終的にCTにて右腎のレニン産生腫瘍と診断されました。高血圧治療薬のリシノプリル錠の内服により、血圧は安定したと聞きました。

子どもの高血圧は少ないが、血圧測定も重要

子どもは成人に比べて高血圧は少なく、一般外来での診察時に成人のようにまず血圧を測る小児科医は皆無だと思われます。以前多かった溶連菌感染後急性糸球体腎炎で著明な高血圧を示した子どもの経験はありますが、入院中であり血圧は十分注意

MEMO 小学校高学年の高血圧判定基準
収縮期血圧≧135 mmHg、拡張期血圧≧80 mmHg
（高血圧治療ガイドライン2019）

し管理されていました。30年間子どもの頭痛を診てきて、このように著明な高血圧を示したのは、今回の症例のみです。

　今回の症例は土曜の一般外来の受診であり、診察が立て込んでいるなかで見逃さなくて良かったと思う衝撃的な体験でした。しかもレニン産生腫瘍というまれな疾患であることが判明し、それ以後、頭痛で受診した子ども全員に診察前血圧測定をすることにしています。

症例②　頭痛が続き、頭部CT検査で好酸球性肉芽腫が発見された8歳（小学3年）男児[1]

● 片頭痛の治療をしても左頭頂部のズキズキする頭痛が続く

　けいくんは、6歳頃からときどき頭痛を訴えていましたが、8歳時の受診4日前から、左頭頂部の拍動性（ズキズキする）頭痛があると一般外来を受診しました。父母をはじめ家族には頭痛もちはいなく、子どもに頭痛があることに対して始めは母親も半信半疑のようでした。血圧、理学的・神経学的検査に異常はなく、血液検査で炎症所見なども問題がなかったので、前兆のない片頭痛の可能性があると説明し、イブプロフェン錠（ブルフェン）を処方しました。イブプロフェンは一時的に有効だったようですが、やはり同じ部位の痛みが続いていると1週間後に再診しました。

　全身状態は良好でしたが、初診時と同じく左頭頂部を痛がっていたので、頭部CT検査を行ったところ、放射線科医師から左頭頂部の頭蓋骨に骨融解像があり（図10）、好酸球性肉芽腫（骨にできる腫瘍性病変）が疑われると連絡がありました。このため、こども病院に紹介し、入院となり、病巣部切除後、ステロイド治療が開始されました。病巣の病理診断で好酸球性肉芽腫の確定診断がされ、1ヵ月のステロイド治療で経過は良好とのことでした。

● 子どもの訴えを聞き、治療をしても治らなければ再診することが重要

　頭痛は自覚症状のため診察には問診が重要です。また、診察室に入ってくる子どもの表情、歩き方などの観察を含む視診も大切です。触診については、腹痛を主訴に受診した場合は、必ずベッド上で腹部の触診を行いますが、けいくんの診察で頭部の触診を省略したことに気づきました。左頭頂部の拍動性頭痛を訴えていたので、初診時に左頭頂部を触診していれば、限局した圧痛があった可能性があります。

　けいくんは頭痛が治らないと再度受診しました。頭部CT検査を行ったところ、いままで経験のしたことがない好酸球性肉芽腫の疑いとの診断になりました。早急に専門医療機関へ紹介する必要があると考え、電話連絡や紹介状作成などに追われ、

触診により左頭頂部の圧痛の確認しなかったことは心残りです。それにしても、けいくんが頭痛が治らないと訴え、母親がけいくんを外来に再度連れてきてくれたのは本当に良かったと思います。けいくんからは、頭痛の診察では触診が重要であることを教わりました。

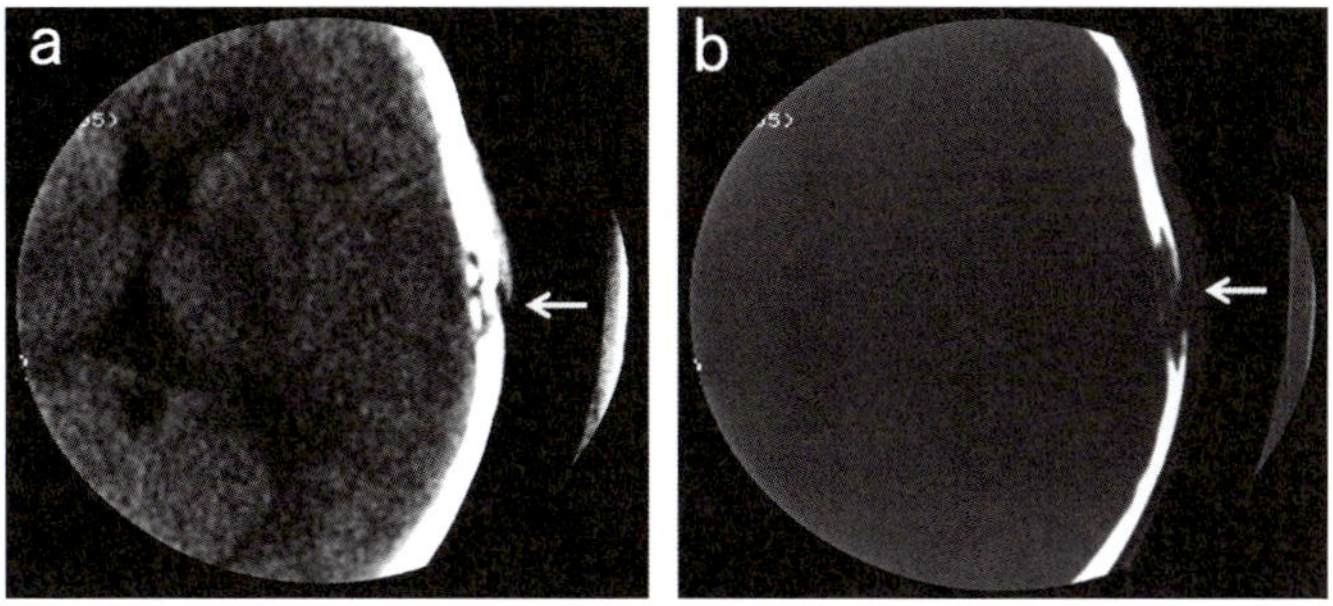

【図10】二次性頭痛の症例②　8歳男児

左頭頂部の頭蓋骨に骨融解像（a）（b）があり、好酸球性肉芽腫と診断された。病巣部切除後、ステロイド薬を1ヵ月投与され再発はない。

（藤田光江 他：日本小児科学会雑誌，105:576-583, 2001）

症例③ 発熱、嘔吐、右前頭部痛で受診し、脳出血が診断された9歳（小学4年）女児①

● 全身状態は良かったものの、基礎疾患と症状から頭蓋内の病気が疑われた

ひなちゃんは数日前から発熱があり、嘔吐と右前頭部痛があるとして、著者の病院の一般小児科外来を受診しました。意識ははっきりとしていて、理学的・神経学的検査で異常所見はみられませんでしたが、発熱、嘔吐、頭痛の3つの症状があれば髄膜炎が疑われます。ひなちゃんは全身状態が良く、髄膜炎のときにみられる項部硬直（仰向けに寝かせ後頭部に手を当てて持ち上げようとすると、うなじが硬直する）はなかったのですが、心臓に基礎疾患があったことが気になりました。そのため、頭蓋内の占拠性病変（頭蓋内の病気）がないことを確認するために頭部CT検査を行いました。

その結果、右前頭部に直径5㎝の出血像が認められたため（図11 a）、同日、大学病院の脳神経外科に紹介しました。血液検査での精査の結果、フォンウィルブランド（von Willebrand）

病（☞MEMO）という疾患の疑いがあり、出血しやすい状態であることがわかりました。抗てんかん薬のバルプロ酸錠（デパケン）を内服しながら手術をせずに経過を診たところ、8ヵ月後には出血は消失していました（図11b）。

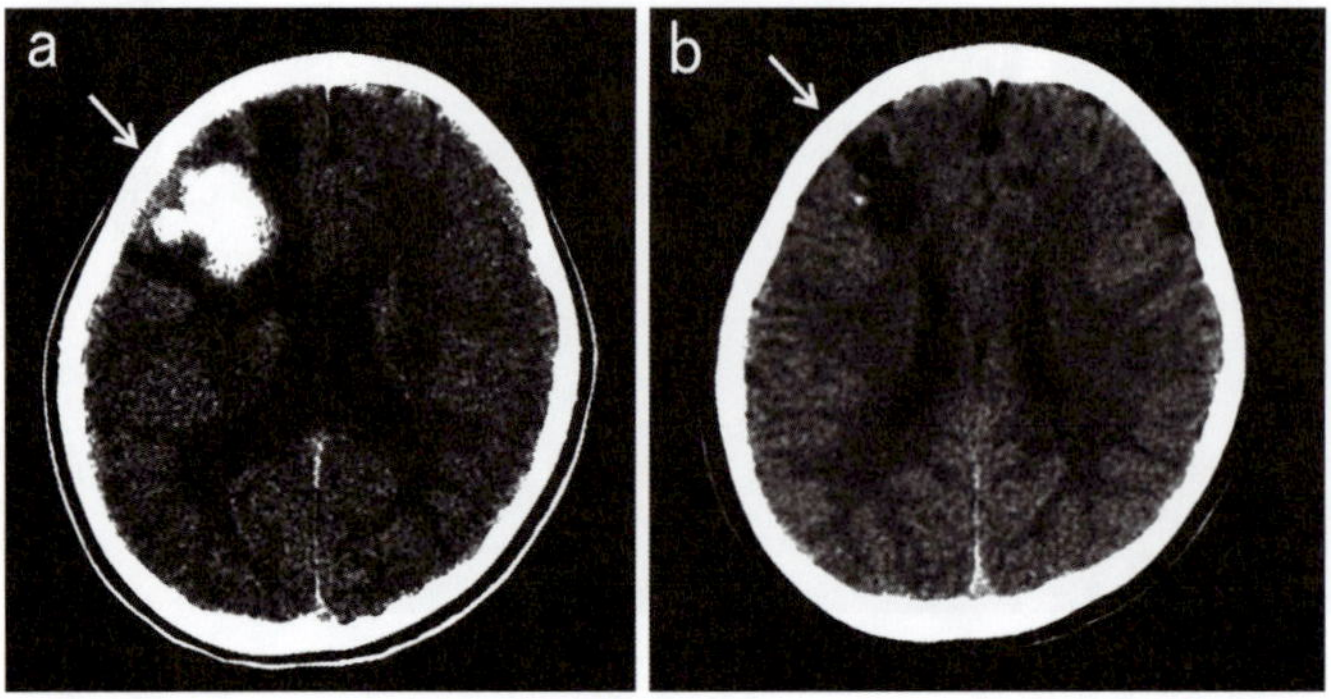

【図11】二次性頭痛の症例③　9歳女児
右前頭部の脳出血（a）は、8ヵ月後には消失した（b）。
（藤田光江 他：日本小児科学会雑誌，105:576-583，2001）

●発熱に頭痛を伴うことは多いが、緊急性の高い病気が隠れていることも

ひなちゃんが受診したのはインフルエンザの流行時期で、多くの発熱の子どもで外来は混雑していました。20年前のことで、いまのようにインフルエンザの迅速診断も特効薬もない頃で、全身状態が悪くなければ解熱鎮痛薬など症状に対する薬を処方するだけで、1人の診療時間はいまより短かったと思います。

発熱に頭痛を伴うことはよくあるので、全身状態が良かったひなちゃんに頭部CT検査を行おうと思ったのは、右胸心、僧帽弁閉鎖不全の基礎疾患があったことが関連しています。頭部CT検査で前頭部に脳出血がみつかったのは予想外でした。転院後も症状の悪化はなく、手術をせずに出血が吸収されたので安堵しました。

MEMO　フォンウィルブランド(von Willebrand)病
遺伝性の出血性疾患。出血の種類や程度は病型により大きく異なる。血友病に次いで多い遺伝性出血性疾患であり、小児慢性特定疾患治療研究事業の対象疾患。

症例④ 3歳から頭痛があり、6歳（小学1年）でもやもや病と診断された女児

大笑いしたときに、左上肢のしびれと脱力が出現

ゆきちゃんは3歳頃から頭痛を訴え始め、母親自身に片頭痛があり、同じような頭痛かなと思って様子をみていました。小学1年に入学してから、吐き気や嘔吐を伴う頭痛の回数が増えたので、近医の紹介で1学期の終わりに著者の外来を受診してきました。ゆきちゃんの頭痛は、問診からは前兆のない片頭痛と診断され、嘔吐がある頭痛にはスマトリプタン点鼻薬*（イミグラン）を使用するよう処方しました。

甲状腺機能を含む血液・尿検査は特に異常はありませんでしたが、年少児の嘔吐を伴う頭痛なので、脳波と頭部MRI・MRA検査を予約しました。その後、大笑いしたときに、左上肢のしびれと脱力が出現したと聞きました。また別の日には、大泣きしたときに、やはり左上肢にしびれと脱力が認められたということでした。

頭部MRI・MRA検査では、MRIに異常はみられませんでしたが（図12a）、MRAでもやもや病と考えられる異常所見が見つかり（図12b）、大学病院の脳神経外科に紹介されました。脳波では、もやもや病に特徴的な所見は認められませんでしたが、入院後の精査でもやもや病が確定診断されました。

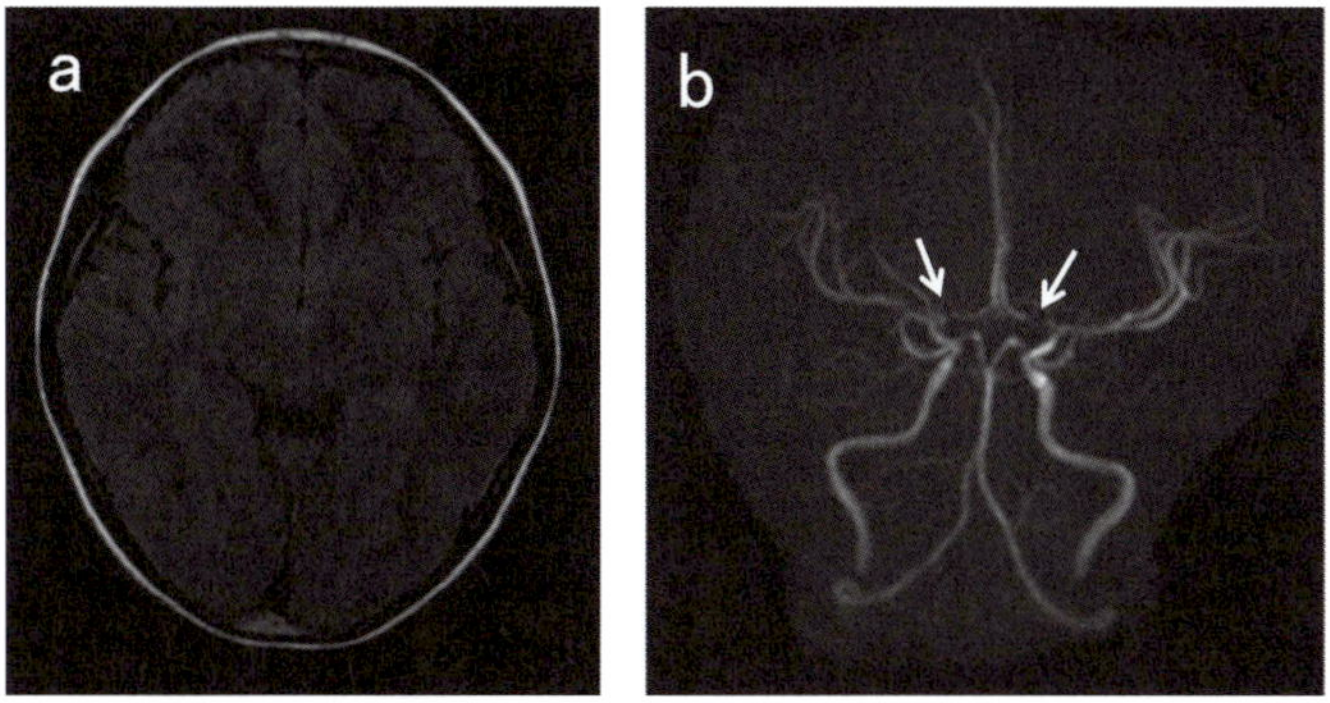

【図12】二次性頭痛の症例④ 6歳女児

MRI検査では異常はみられなかったが（a）、MRA検査では両側内頸動脈（ICA）終末部の狭窄（白矢印）が認められ、もやもや病が疑われた（b）。

右間接的血行再建術（encephalo-duro-arterio-synangiosis：EDAS）（浅側頭動脈を切断せずにそのまま脳表に置く方法）が施行され、しびれなどの症状はなくなり、経過は良好ですが、左間接的血行再建術も検討中とのことです。

●「大きな息をした後、体の力がぬける」は、家庭や集団生活でも注意すべき

もやもや病は、頭蓋内の両側内頸動脈終末部に慢性進行性の狭窄を生じ、血液を供給するために側副路として太い血管から血管が枝分かれし、脳底部に異常血管網（脳底部もやもや血管）が形成される疾患です（問診17、☞101頁）。子どもでは、ゆきちゃんのように大泣きしたときや大笑いしたときに、四肢のしびれや脱力といった脳虚血症状（脳血管が収縮し血流不足になるため起こる症状）が現れて、発見されることが多いです。その他、シャボン玉を吹いた後、階段を4階まで上がり切ったときなどに、しびれや脱力がみられ、頭部ＭＲＡ検査でももやもや病と診断された子どももいました。

頭痛の問診票（☞97頁）に入っている「大きな息をした後、体の力がぬける」は、ゆきちゃんや他のもやもや病の子どもに出会ってから追加した項目です。もやもや病の早期発見のために、「大きな息をした後、体の力がぬける」は、頭痛のあるなしにかかわらず、家庭や集団生活において注意すべき症状だと思います。

症例⑤ 頭痛・嘔吐に食欲不振と体重減少が加わった10歳（小学5年）女児

●疑いのあった神経性やせ症の症状にはない強い頭痛と嘔吐

なっちゃんは、子どもの心の病気を診ている医師から、食欲不振と体重減少が続いているので、入院させてほしいと紹介され、受診してきました。6歳頃から前頭部の頭痛を訴えることがあり、母親と母方の祖母に頭痛があったので、片頭痛家系と思われました。10歳の夏頃から、水分や塩気のあるものを欲しがりますが、甘いものを避けるようになり、11月頃からは体重減少、前頭部痛とめまい、ときに嘔吐も出現するようになったということです。

なっちゃんは頑張り屋で活動的でしたが、疲労感が強くなり、近医での血液検査で甲状腺機能低下が認められ、神経性やせ症（神経性無食欲症）が疑われていました。紹介医の外来で点滴を受けていましたが、食欲不振が続き、入院設備のある著者の病院に紹介されたのです。

外来受診時には、身長１３０・５㎝、18・5㎏（マイナス30％のやせ）で、外来受診時は椅子に座るのもつらそうで、本人からベッドに横になることを希望しました。意識ははっきりとし

ていて、応答も年齢相当、抑うつ的表情ではありませんでした。

著者が常勤医師であった当時は、かなりの数の神経性やせ症の子どもの入院治療をしていました。そのため、なっちゃんを診て年齢が10歳と年少であること、神経性やせ症の症状にはない強い頭痛と嘔吐があること、脈拍数89/分と正常で、不整脈（徐脈）がないこと（神経性やせ症は徐脈になる）から、脳腫瘍が頭に浮かびました。時間外だったので放射線科に連絡し、頭部CT検査にて脳腫瘍（図13a）と脳室拡大（図13b）を認め、同日、大学病院の脳神経外科に紹介しました。入院後、胚細胞腫瘍（子どもに多い脳腫瘍の1つ）と診断され、外科的手術ではなく、小児内科で薬物治療（抗がん薬治療）と放射線治療が行われました。

●徐々に進行する頭痛や嘔吐、視力障害は、脳腫瘍のサインのことも

子どものがんのうち、脳腫瘍は白血病に次いで多いがんです。症状はさまざまですが、徐々に進行するという特徴があります。頭痛や嘔吐はなかったのですが、運動会で走り方がよろよろしていると、友だちの母親から指摘されて受診し、頭部CT検査で脳腫瘍が発見された子どももいました。

頭痛や嘔吐の他、物が二重に見える（複視）などの視力障害、視力低下、手足の麻痺などは脳圧亢進症状（頭蓋内圧が高くなることによる症状）を示していますが、たまに起きるのではなく、症状は持続し少しずつ進行します。けいれんが起きることもありますが、この場合は緊急に受診するので発見されやすいかもしれません。

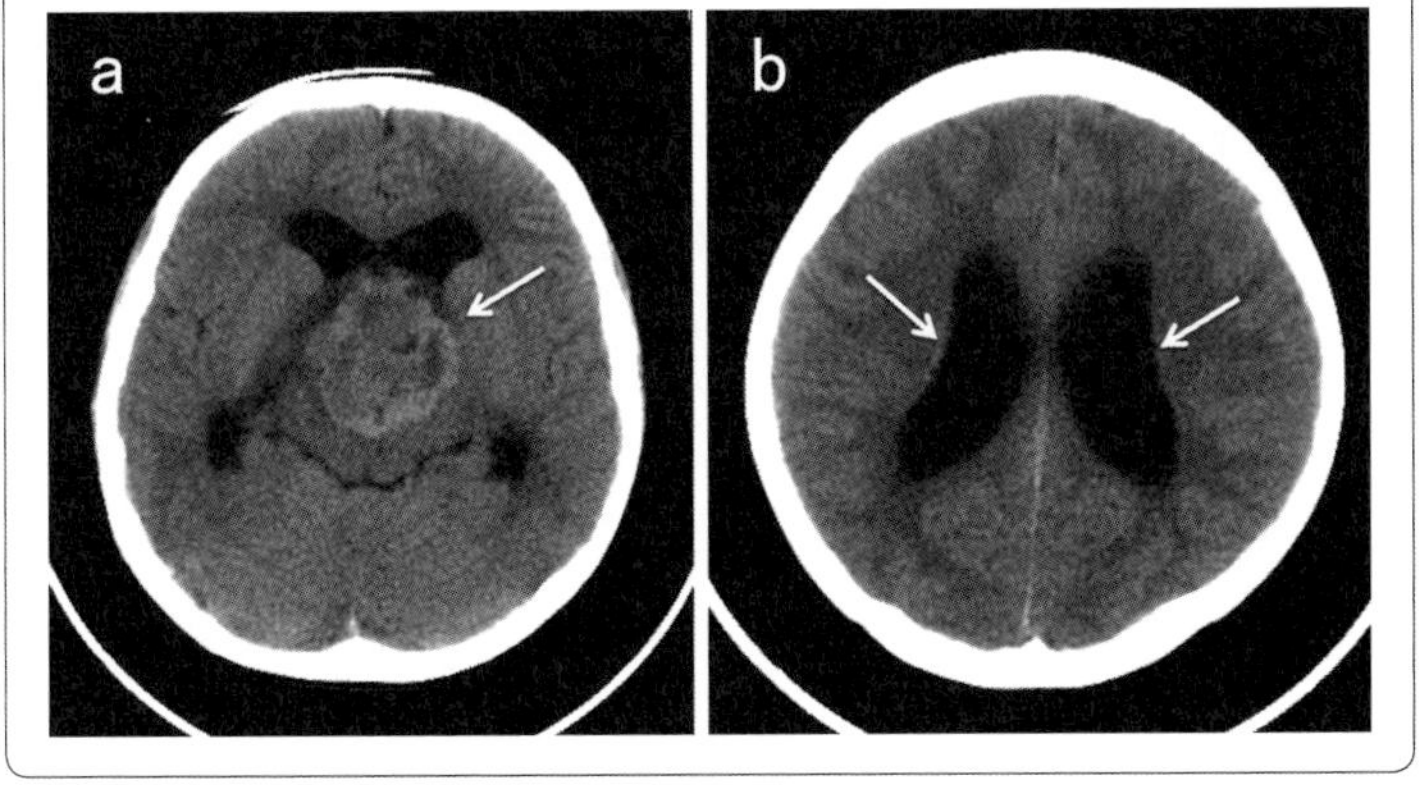

【図13】二次性頭痛の症例⑤　10歳女児

頭部CT検査にて鞍上部腫瘍が認められる (a)。対称性脳室拡大もみられる (b)。

なっちゃんのように体重減少が進行していく場合は、神経性やせ症などの摂食障害と診断されることもあります。脳神経外科以外のクリニックではCT装置はないと思われますが、やせ症は、必ず早期に頭部画像検査で異常がないことを確認する必要があります。ただし、頭痛のみで他に進行する症状がない場合は、画像検査の緊急性はなく、経過をみてからでよいと思います（☞104頁）。

症例⑥ 激しい頭痛の後に出現した帯状疱疹の9歳（小学4年）女児

● 右前頭部痛、続いて右耳痛を訴え、右前頭部の皮膚に水疱ができ始めた

さきちゃんは、過去に頭痛の経験はありませんでしたが、数日前から右の前頭部痛、その後、右耳痛を訴えたので、耳鼻咽喉科を受診し、中耳炎ではないと診断されました。翌日の夜、のたうち回るほどの頭痛で眠れず、救急病院を受診しましたが、神経学的検査所見に問題がなく嘔吐もなかったので、翌日、著者の頭痛専門外来の受診を勧められました。

救急病院から帰宅後、右前頭部の皮膚に水疱《すいほう》（水ぶくれのような発疹）ができ始め、かゆみもあったのでアトピー性皮膚炎のステロイド軟膏を塗ったそうです。著者の外来受診時は、右眼瞼、右前頭部（右三叉神経領域）に水疱形成があり、帯状疱疹《たいじょうほうしん》（水痘・帯状疱疹ウイルスによる感染症）の診断で入院しました（図14）。入院後、抗ウイルス薬のアシクロビルの点滴と水疱部位にはビダラビン軟膏の塗布を7日間続けました。入院後の眼科受診でヘルペス性角膜炎も併発していることがわかり、アシクロビルと抗菌薬の眼軟膏を併用しました。水疱は痂皮《かひ》（かさぶた）化し、ヘルペス性角膜炎も治り退院しました。2歳時に水痘《すいとう》（水ぼうそう）にはかかっているとのことですが、それが

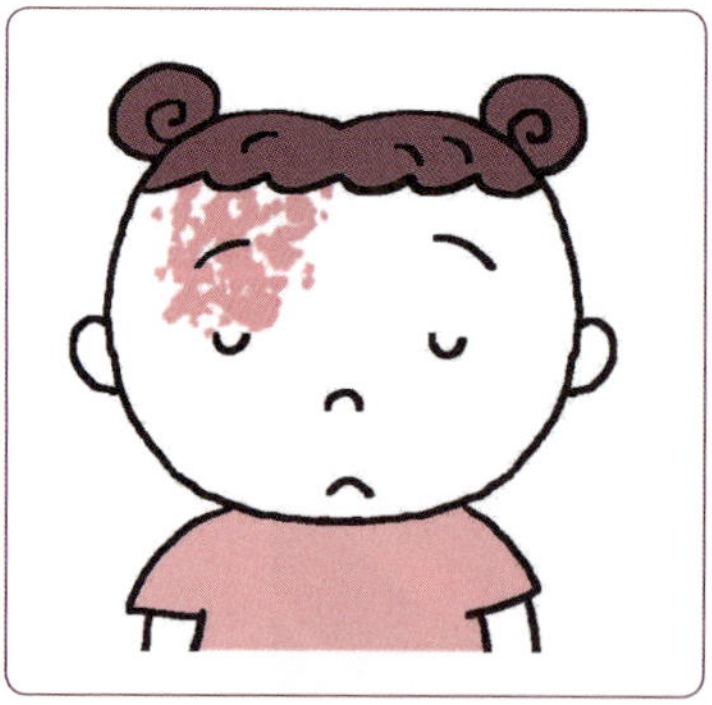

【図14】二次性頭痛の症例⑥　9歳（小学4年）女児

三叉神経領域の帯状疱疹。

治癒してもウイルスは神経節に潜伏していて、免疫力が低下すると帯状疱疹として再発することがあります。

● 感染症による二次性頭痛では、受診時に特徴的な症状がないことも

救急外来を受診する二次性頭痛で、最も多いのは感染症です（救急外来、☞54頁）（慢性頭痛の診療ガイドライン2013より）。多くは発熱を伴う頭痛ですが、さきちゃんの場合、37・5℃程度の微熱での激しい頭痛で、救急病院受診時は水疱の出現はなく、頭痛の原因はわからなかったと思います。その後、頭痛の部位に一致して水疱が出現し、帯状疱疹と診断されました。9歳でもこのような帯状疱疹を発症することがあり、水疱出現に先立って激しい頭痛が起きた症例は初めての経験でした。

症例⑦ 鉄欠乏性貧血治療で頭痛が消失した13歳（中学2年）男子

● いままでと違うなだらかな頭痛が継続していた

なおくんは、11歳頃から月に1回くらい頭痛が起こるようになりました。頭痛の前に、見ようとするところが見えなくなり、周りがキラキラ光る前兆があるとのことです。ただ今回の受診は、前からあった頭痛と違うなだらかな頭痛が3日前から始まり、いまも続いているためでした。

発熱などの風邪症状はなく、血圧を含む全身状態にも特に問題はありませんでした。初診時に、頭痛ではさまざまな病気が隠れていることがあるので、血液・尿検査が必要と説明し、受診当日に行いました。その結果、ヘモグロビン（血色素）8・0g/dL（正常値は13・6～16・7g/dL）（☞MEMO）、血清鉄10μg/dL（正常値は男で80～199μg/dL）と、鉄欠乏性貧血の診断となりました。

便の色は茶褐色で、黒色ではなかったというので、消化管からの出血は考えにくいため、貧血治療薬の鉄剤（クエン酸第一鉄ナトリウムのフェロミア錠）を処方しました。なおくんは体育や部活のバスケットボールが大好きでしたが、検査所見が改善するまで、体育と部活は中止としました。鉄剤の内服後、まもなく頭痛は消失し、鉄剤を3ヵ月内服後には血色素13・4g/dL、血清鉄79μg/dLと正常化し、体育と部活の再開を許可しました。鉄剤中止後5ヵ月の血液検査も正常で、片頭痛も最近はないとのことで、通院は終了としました。

● 頭痛と関連のある病気を発見するために血液・尿検査は重要

頭痛を主訴に受診した子どもはすでに、頭部画

MEMO **ヘモグロビン(血色素)**

赤血球の中に含まれ、酸素を運搬する働きをする。成分の鉄が不足する、または作る能力が低下すると貧血となる。

像検査で異常はないと診断されていることが多いですが、脳神経外科や脳神経内科で血液・尿検査が行われていることはほとんどありません。発熱がなくても、炎症や甲状腺機能の異常など、頭痛と関連のある病気は存在し、また片頭痛の予防薬を開始する場合の前検査としても、一度は血液・尿検査を行う必要があります。

なおくんの場合、鉄欠乏性貧血がなだらかな頭痛の原因だったと思われ、鉄剤内服の治療が頭痛にも有効でした。頭痛の子どもには、血液検査が重要であることを改めて確認した症例でした。

[参考文献]
（1）藤田光江 他「小児慢性反復性頭痛の研究 第4編 一般小児科から他科へ依頼する頭痛」『日本小児科学会雑誌』105、576-583頁、2001

Part.2
頭痛の基礎知識編

第1章

子ども・思春期の頭痛の特徴

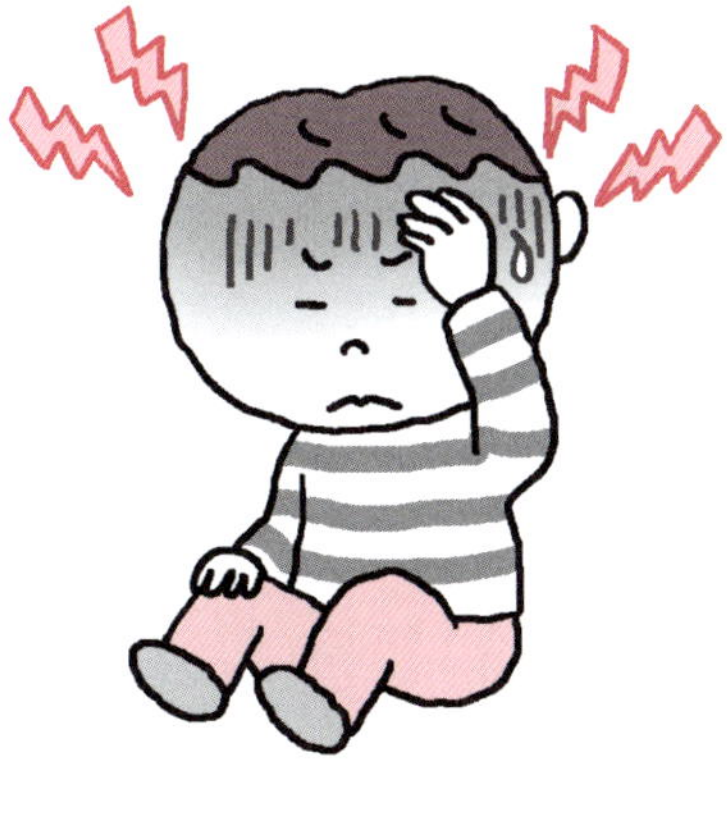

1 子ども・思春期にはどんな頭痛があるの？

どんな頭痛の患者さんが病院を受診しているの？

- ▼受診患者が多いのは「風邪などの感染症による頭痛」と「片頭痛」
- ▼片頭痛は、強い痛みで嘔吐を伴うこともある
- ▼専門外来では、学校欠席が続く中高生の「慢性連日性頭痛」も多い

一次性頭痛と二次性頭痛

頭痛の種類については、国際頭痛分類 第3版[1]（ＩＣＨＤ－３）（２０１８年）で、世界的に標準化されています。その日本語訳がインターネットで公開されていて、誰もがアクセスできます（☞著者より一言）。医学用語が多くて難しいかもしれませんが、参考のため、その分類を表1にまとめました。まず、頭痛は大きく分けて、原因疾患のない「一次性頭痛」と原因疾患のある「二次性頭痛」があることを覚えておきましょう。

では、どんな頭痛の患者さんが病院を受診しているのでしょうか。外来の種類ごとに特徴があります（表2）。

一般外来に多い頭痛

一般外来に多い頭痛は、どの年齢でも風邪などの感染症に伴う頭痛です。風邪などで発熱があれば頭痛があることに納得できますが、発熱がない場合（二次性頭痛の症例6、☞50頁）、またはすでに熱が下がっているのに強い頭痛がある場合（反復性緊張型頭痛の症例3、☞16頁）は、「どうして？」と心配になるものです。

発熱のない頭痛で受診する場合、最も多いのは一次性頭痛の片頭痛（☞62頁）です。片頭痛は痛みが強く、前兆や嘔吐を伴うことがあり、子どもも保護者も不安になるからでしょう。次に多いのが、緊張型頭痛（☞75頁）です。なかでも、時々頭痛が起こる反復性緊張型頭痛は軽度〜中等度の頭痛で、念のために受診しようという患者さんが多く、その後の通院回数も少ない傾向にあります。

救急外来

救急外来では、一般外来と同じく感染症による頭痛が最も多く、次に多いのは頭部外傷による頭痛です。統計上の数字はわかりませんが、夜間に強い頭痛で嘔吐し、救急外来を受診したという話をよく聞くので、片頭痛による受診もかなり多いのではないかと思います。

頭痛専門外来

頭痛専門外来で最も多いのは片頭痛です。クリニックなどの

一般小児科医から紹介されて受診してくる患者数のトップも片頭痛です。他の頭痛専門外来からの紹介のトップは、片頭痛に対する治療が効きにくく、強い頭痛で学校欠席が続いている中高生の慢性連日性頭痛です。

頭痛専門外来の診療は予約制なので、一般外来のような感染症による頭痛の患者さんは少なく、例えば帯状疱疹《たいじょうほうしん》による頭痛（二次性頭痛の症例6、☞50頁）や、長引くマイコプラズマ感染症による頭痛など少数です。

【参考文献】
（1）日本頭痛学会・国際頭痛分類委員会 訳『国際頭痛分類 第３版』医学書院、２０１８

【表１】頭痛の種類〔国際頭痛分類 第３版（2018年）に基づく〕

第１部　一次性頭痛 →原因となる疾患がない頭痛
1. 片頭痛
2. 緊張型頭痛
3. 三叉神経・自律神経性頭痛
4. その他の一次性頭痛疾患

第２部　二次性頭痛 →原因となる疾患がある頭痛
5. 頭頸部外傷・傷害による頭痛
6. 頭頸部血管障害による頭痛
7. 非血管性頭蓋内疾患による頭痛
8. 物質またはその離脱による頭痛
9. 感染症による頭痛
10. ホメオスターシス障害による頭痛*
11. 頭蓋骨、頸、眼、耳、鼻、副鼻腔、歯、口あるいはその他の 顔面・頸部の構成組織の障害による頭痛または顔面痛
12. 精神疾患による頭痛

第３部　有痛性脳神経ニューロパチー、他の顔面痛およびその他の頭痛
→第１部と第２部に当てはまらない頭痛
13. 脳神経の有痛性病変およびその他の顔面痛
14. その他の頭痛性疾患

・p.78 ～ 88で詳しく説明する慢性連日性頭痛はこの表には載っていませんが、一次性頭痛に当てはまります。
*ホメオスターシス障害による頭痛：生体が周囲の環境変化に関わらず体温や血圧などの生理状態を一定に保つ機能をホメオスターシス（恒常性）という。この機能が乱れることによって起こる頭痛。

【表２】外来での頭痛の種類

● **一般外来（診療時間内の診療）**
・感染症による頭痛
・片頭痛
・緊張型頭痛

● **救急外来（診療時間外で緊急時の診療）**
・感染症による頭痛
・頭部外傷による頭痛
・片頭痛（嘔吐を伴う強い頭痛）

● **頭痛専門外来（頭痛の専門的な診察・治療を行う）**
・片頭痛
・学校欠席の多い慢性連日性頭痛

著者より一言　「国際頭痛分類」とは？

国際頭痛分類 第３版は、長い期間をかけて世界各国の頭痛の専門医が作り上げたもので、国際的な頭痛の診断基準となっています。専門用語が多く難しいと感じるかもしれませんが、本書では頭痛の特徴や診断について、この分類に基づいて解説していきます。
国際頭痛分類 第３版の日本語版は、「日本頭痛学会」のウェブサイトで全文が公開されています（http://www.jhsnet.org/kokusai_2019/all.pdf）。

年齢からみた頭痛の種類は？（表3）

▼低学年以下では、てんかんに関連した頭痛もある
▼思春期では、さまざまな頭痛が共存することも
▼原因疾患のある二次性頭痛に要注意

年齢によって注意したい頭痛

外来で頭痛を訴えて受診する子どもの診療では、年齢にも配慮します。小学校低学年以下では、感染症による頭痛が多数ですが、まれにてんかん（☞MEMO）に関連した頭痛もあります。例えば夜にてんかん発作があって、朝に頭痛を訴える場合です。てんかんの疑いがあれば、脳波の検査が必要になります。

どの年代でも多い片頭痛は、その多くは軽い頭痛ですが、なかには毎回嘔吐を伴う重い頭痛発作（☞著者より一言）のある子どももいます。緊張型頭痛は、例えば学校生活や習い事、睡眠不足と関連した頭痛ですが、低学年ではときどき起きる反復性頭痛が多く、思春期で起きるような1ヵ月に15回以上の頻度で起こる慢性緊張型頭痛（☞75～76頁、表15、17）はほとんどありません。

思春期の頭痛

小学校高学年は思春期の始まり、中学生、高校生は思春期真っただ中ですが、この年齢では、さまざまな頭痛が共存して薬が効きにくくなることがあります。心身ともに未熟で不安定な時期でもあり、子どもの性格特性や学校・家庭環境などの心理社会的要因が頭痛に大きく関わってきます。心理社会的要因がない場合、片頭痛は薬が効きやすい頭痛といえます。

はじめは薬が効いたのに効かないことが増えた、しかも学校欠席が多くなった場合は、片頭痛発作が増加したというより、緊張型頭痛が共存していることが多いです。また、年齢的に起立性調節障害（☞MEMO）の共存も関連します。中高生で長期欠席するケースでは、その多くは一過性ですが、何らかの精神疾患が共存していることもあります。

どの年齢でも二次性頭痛に注意

あらゆる年齢で気をつけなくてはならない頭痛は、何らかの疾患が原因で起こる二次性頭痛です。頭痛以外の症状により、二次性頭痛であることを推定できます。発熱があれば感染症によ

MEMO

てんかん
繰り返すてんかん発作を特徴とした脳の疾患。でんかん発作は、脳の一部の神経細胞が突然一時的に異常な活動を起こすことによって生じる。てんかん発作の症状は、過剰な電気的興奮が起こった部位や電気的な興奮の広がり方によって異なる。全身けいれんや部分的なけいれん、意識消失、意識が保たれていて運動機能の障害や視覚や聴覚の異常が起こるなどさまざま。

起立性調節障害
自律神経機能不全の1つで、思春期に好発する。たちくらみ、失神、朝起き不良、倦怠感、動悸、頭痛などの症状を伴う（☞85頁）。

る頭痛と考えられますが、発熱がない場合は、高血圧による頭痛かどうかを確認するため、血圧測定が行われます。

また、症状や今までの経過から、血液・尿検査や画像検査（頭部CT、頭部MRI・MRAなど）が行われることもあります。診断によっては、耳鼻咽喉科、眼科、歯科への受診が必要になります。

【表3】外来診療における年齢からみた頭痛の種類

● 幼児～小学校低学年
- 片頭痛（軽度、中等度、重度）
- 感染症による頭痛
- 緊張型頭痛（稀発《きはつ》・頻発反復性）
- てんかんに関連した頭痛

● 小学校高学年～中学生・高校生
- 片頭痛（軽度、中等度、重度）
- 緊張型頭痛（頻発反復性・慢性）
- 起立性調節障害に伴う頭痛
- 心理社会的要因が関与する頭痛
- 精神疾患が共存する頭痛

● あらゆる年齢（上記の疾患に加えて）
- 炎症性疾患、高血圧を伴う疾患
- 耳鼻咽喉科、眼科、歯科疾患
- 脳腫瘍など脳神経外科疾患

著者より一言　**頭痛発作って？**

「発作」とは、急に起こってすぐ止む病気の症状のことをいいます。心臓病の場合でもよく心臓発作という言葉が使われますが、頭痛でも「痛みが起こって終わること」を発作と表現しています。

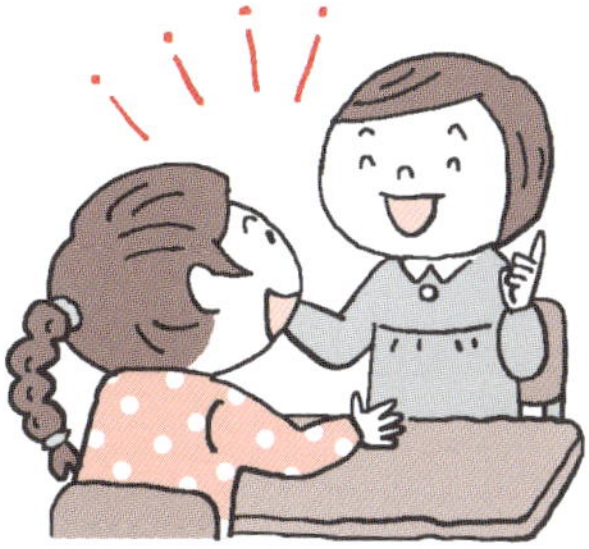

一次性頭痛（片頭痛、緊張型頭痛）の患者数の割合と男女間の差は？

▼片頭痛より緊張型頭痛のほうが多い
▼片頭痛は、15歳以上で女性の有病率は男性の3・6倍

一次性頭痛のなかでも片頭痛は、疫学的に関心が高く調査研究は数多くありますが、緊張型頭痛の有病率（ある時点における単位人口に対する患者数の割合）については研究が少なく、その研究結果の信頼性も高くはありません。しかし、人口統計を基盤とした調査では、片頭痛より緊張型頭痛が多いことがわかっています（表4）(1〜6)。

片頭痛は、男女間で有病率が異なります。日本の15歳以上の4,029人を対象とした電話と質問紙郵送による疫学調査では、男性3・6％に対し、女性12・9％に片頭痛が認められ、女性の有病率は男性の3・6倍です(5)。

子どもの片頭痛における男女別の有病率は、3〜7歳では男児のほうが多く、7〜11歳では男女同数、15歳では女子のほうが多いといわれています(7)。女性に片頭痛の有病率が高いのは、女性ホルモンに関連していると推測されていますが、まだよくわかっていません。

【表4】一次性頭痛（片頭痛、緊張型頭痛）の有病率

【片頭痛】	年齢	男	女	総数
世界各国人口統計基盤[1]	3〜18歳	3.9〜8.0%	3.6〜9.6%	3.8〜13.5%
世界各国学校基盤[1]	6〜18歳	2.1〜13.7%	4.6〜17.5%	1.7〜21.3%
日本の中学生[2]	12〜15歳	3.3%	6.5%	4.8%
日本の小学生[3]	6〜12歳	2.0%	1.5%	3.5%
日本の中学生[3]	12〜15歳	1.6%	3.4%	5.0%
日本の高校生[4]	15〜18歳	13.7%	17.5%	15.6%
日本の成人[5]	15歳以上	3.6%	13.0%	8.4%

【緊張型頭痛】	年齢	男	女	総数
世界各国人口統計基盤[1]	5〜12歳	17.0%	17.7%	17.4%
世界各国学校基盤[1]	6〜18歳	0.9〜23.0%	1.7〜30.6%	0.7〜27.6%
日本の小学生[3]	6〜12歳	2.3%	3.1%	5.4%
日本の中学生[3]	12〜15歳	5.4%	5.8%	11.2%
日本の高校生[4]	15〜18歳	23.0%	30.6%	26.8%
日本の成人[6]	15歳以上	18.1%	26.4%	22.3%

（文献1〜6より）

[参考文献]
（１）日本神経学会・日本頭痛学会 監修『慢性頭痛の診療ガイドライン２０１３』医学書院、２０１３
（２）Ando N, et al: Prevalence and features of migraine in Japanese junior high school students aged 12-15 yr. Brain Dev, 29(8):482-485, 2007
（３）Goto M, et al: Characteristics of headaches in Japanese elementary and junior high school students: A school-based questionnaire survey. Brain Dev, 39(9):791-798, 2017
（４）鈴木紫布 他「高校生における一次性頭痛の疫学的検討」『臨床神経学』４５（１０）、７１７－７２３頁、２００５
（５）Sakai F, et al: Prevalence of migraine in Japan: a nationwide survey. Cephalalgia, 17(1): 15-22, 1997
（６）五十嵐久佳「慢性頭痛」『内科学会雑誌』９０（４）、５６７－５７３頁、２００１
（７）Lewis DW: Pediatric migraine. Neurol Clin, 27:481-501,2009

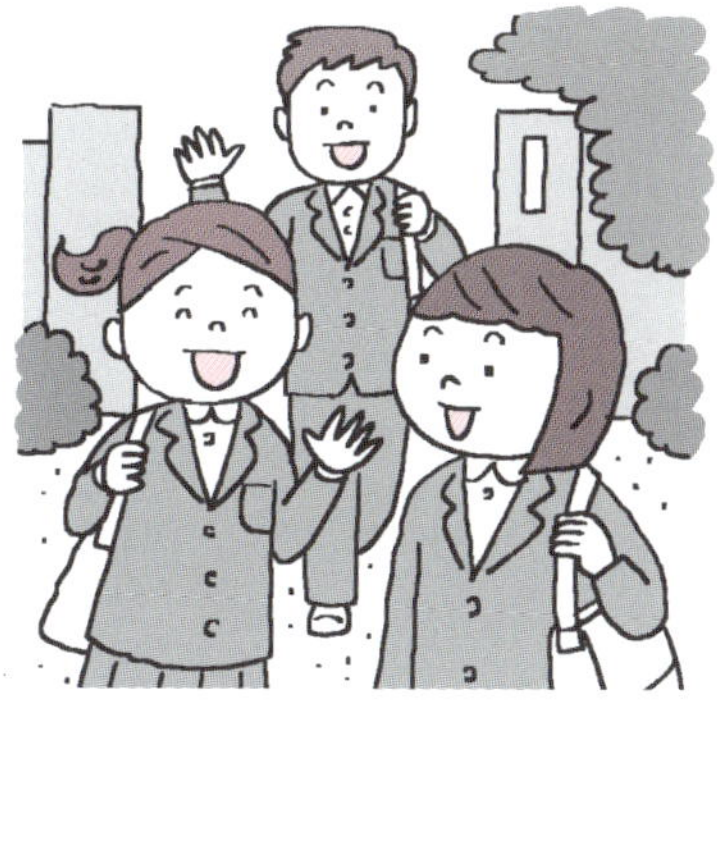

② どうして頭痛は起きるの？

▼片頭痛や緊張型頭痛のメカニズムは、まだ未解明
▼片頭痛のメカニズムとして有力なのは三叉神経血管説

片頭痛が起きるメカニズム

二次性頭痛では、頭痛発生のメカニズムが明らかなものもあります。例えば、髄膜炎では炎症によって痛みが生じ（炎症性疼痛）、頭部外傷では物理的に末梢の痛覚神経が刺激され痛みを感じます。しかし、片頭痛や緊張型頭痛などの一次性頭痛は、まだ発生メカニズムが十分に解明されているとはいえません。

現在、有力な片頭痛の発生メカニズムの1つは「三叉神経血管説」です（図1）。三叉神経とは、顔の痛覚・触覚・温冷覚などの感覚を脳に伝える神経で、その末端（神経終末）は脳硬膜（脳を包んでいる膜）などに分布しています。片頭痛の遺伝的素因をもつ人で、三叉神経終末（神経の末端）が内部もしくは外部から何らかの刺激を受けると、カルシトニン遺伝子関連ペプチド（calcitonin gene-related peptide：CGRP）やサブスタンスPなどの神経ペプチド（興奮の伝達や抑制に作用する分子）が放出されます。すると、脳硬膜の血管が拡張することなどによって局所的な神経原性炎症が起こり、その炎症が三叉神経核や視床を経由して大脳に伝わり、痛みとして自覚されるという説です。神経原性炎症は数時間から数日間継続するため、頭痛発作が持続的に引き起こされます。

三叉神経終末が受ける何らかの刺激が、皮質拡延性抑制を誘

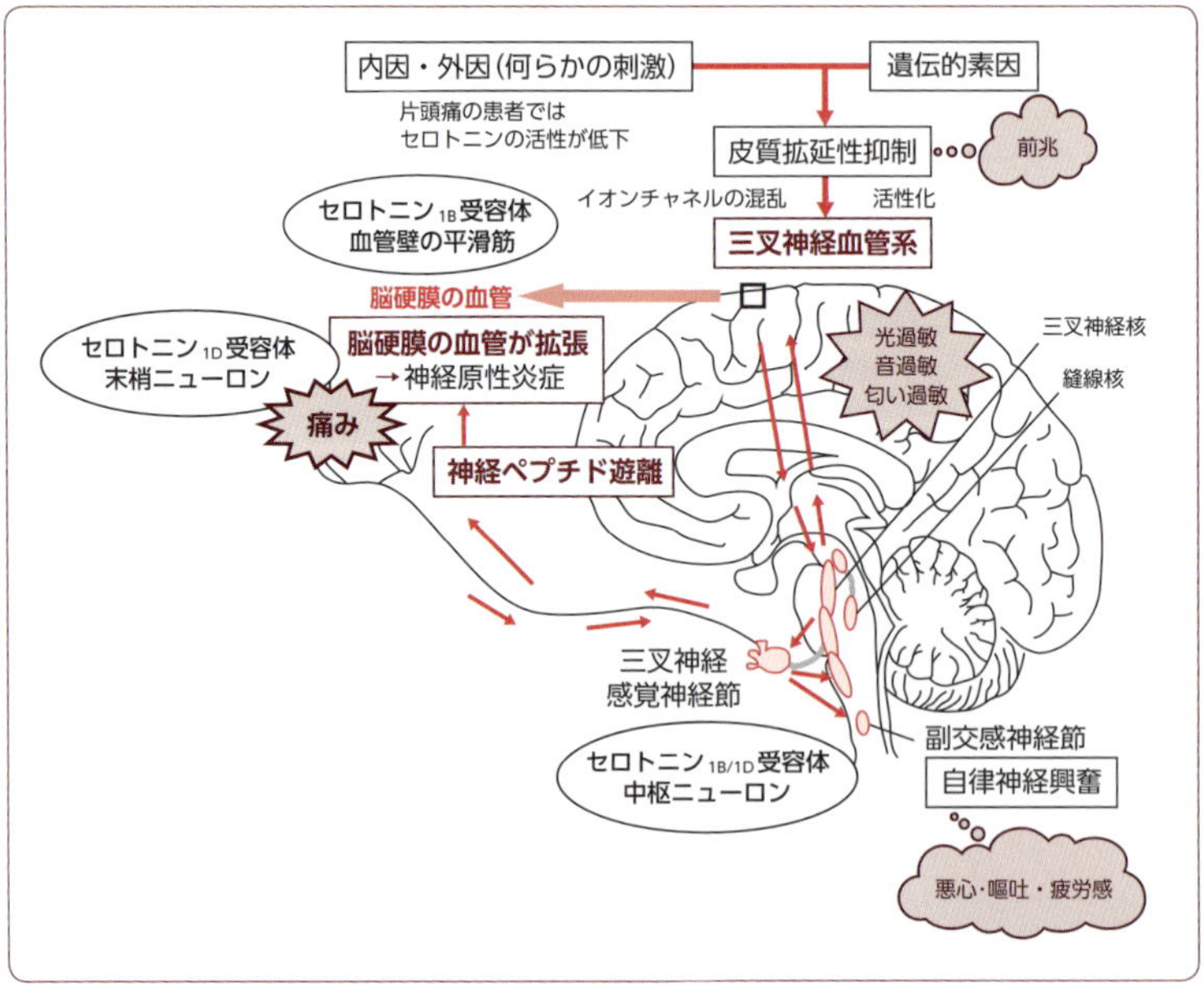

【図1】片頭痛の発生メカニズム（三叉神経血管説）

（藤田光江：片頭痛とセロトニン. 小児科, 50：2139-2145, 2009をもとに作成）

発するのではないかという説もありますが、確定はしていません。皮質拡延性抑制とは、大脳皮質の神経細胞（ニューロン）が過剰に興奮した後に起こる電気活動の抑制状態が、大脳皮質を波のように徐々に伝播する現象のことをいいます。片頭痛には、頭痛に伴い前兆（☞65頁）がみられることがありますが、この前兆は三叉神経血管説で説明ができず、この皮質拡延性抑制により引き起こされると考えられています。

また、片頭痛発作の数日前から起こる倦怠感などの予兆（☞65頁）は、視床下部や視床の機能異常が示されており、片頭痛の基本的な病態は中枢神経系にあると考えられています。

● 片頭痛治療薬トリプタンが頭痛に効くメカニズム

片頭痛の特効薬であるトリプタンは、セロトニン1B／1D受容体作動薬という薬です。セロトニンは、脳内の神経伝達物質の1つです。トリプタンは、三叉神経終末のセロトニン1D受容体を刺激することによって、神経ペプチドの放出を抑制することが実証されています。また、トリプタンは頭蓋内血管のセロトニン1B受容体を刺激することによって血管を収縮させるため、神経ペプチド（CGRP）による血管拡張を抑えると考えられています。このような作用によって、トリプタンは片頭痛に効くとみられています。

セロトニン1B／1D受容体作動薬であるトリプタンとは別に、現在、成人を中心に、複数のCGRP受容体拮抗薬（CGRPと受容体の結合を阻害する薬）やCGRPを標的にした抗体療法（免疫機能を担う分子〔抗体〕を利用した抗体医薬品などによる治療）が、片頭痛に有効であることが大規模研究により明らかにされつつあります。

● 緊張型頭痛が起きるメカニズム

緊張型頭痛の発生と関連しているのは、頭蓋表筋、咀嚼筋、頸部肩甲部の筋肉です。筋肉にはそれぞれ神経が分布しています。なかでも頸髄由来の感覚神経あるいは三叉神経の分枝による感覚神経が分布していることで、痛みを感じると考えられています。

緊張型頭痛の正確なメカニズムは不明で、稀発および頻発反復性緊張型頭痛（☞75～76頁）については、頭の周りの筋肉の緊張を要因とした末梢性の疼痛メカニズムが主要な役割を果たしている可能性があるといわれています。慢性緊張型頭痛（☞78頁）においては、筋肉の緊張のコントロールや痛みをやわらげる脳内システムの異常による中枢性の疼痛メカニズムが、より重要な役割を果たしている可能性が最も高いことがわかってきています（☞著者より一言）。

著者より一言

慢性緊張型頭痛のメカニズムから長期欠席を理解できる

慢性緊張型頭痛は、末梢ではなく中枢性、つまり脳内に原因があると考えると、慢性緊張型頭痛による長期欠席などの現象を理解することができます。

③ 頭痛の種類と特徴

③-1 片頭痛

片頭痛はどんな頭痛？

▼片頭痛の特徴（表5）を知ることが頭痛を理解するための第一歩
▼子どもでは「頭が痛い」以外の訴えも

● 子どもは「頭が痛い」と表現するとは限らない

一次性頭痛では、片頭痛と緊張型頭痛が子どもの主な頭痛ですが、まず第一に片頭痛とはどんな頭痛なのか正しく知ることが重要です。片頭痛の特徴（表5）がわかれば、〝片頭痛ではない〟あるいは〝片頭痛だけではない〟ということがわかり、治りにくい頭痛と対処法がわかってきます。

頭痛だから、子どもが「頭が痛い」と表現すると思っていませんか？　もちろん「頭が痛い」が最も多い訴えなのですが、いつも元気な子どもが「黙ってしまって何か変」、「食事の時いつものように食べないので、『どうしたの？』と聞いたら頭が痛いと言った」、また「だるい」という訴えも見逃せません（片頭痛の症例1と症例2、☞224頁）。まだ話すことができない乳幼児では、元気がなくなって泣くだけのこともあります。日常の子どもの様子を知っている家族は、子どもからの訴えがなくても「何か変」と気づきます。また、頭痛を訴えているときの子どもの様子を観察して、頭痛の強さや長さがわかることも多いのです。片頭痛は成人、子どもを問わず、その症状には時間とともに移り変わる経過があり（図2）、どの時期の訴えかも注意してみていく必要があります。

● 片頭痛に気づくには

保護者のどちらかに片頭痛があれば、子どもの片頭痛も理解しやすいのですが、なければ子どもに片頭痛があると気づきにくいようです。片頭痛は小学生以下では男児も女児と同じくらいあり、軽いものから嘔吐を伴う重いものまで程度はさまざまであることを頭に置いておきましょう。

いつも元気な子どもが静かになり、予兆といわれるあくびや顔色不良などの症状の後、頭痛が始まります。なかには、見よ

【表5】片頭痛の特徴

- 誘因（引き金）がわかることがあります。
- 予兆、前兆、頭痛期、後発症状などの経過がわかる頭痛です。
- 3日以内に治まる頭痛発作です。
- 強い頭痛のため、日常的な行動ができなくなります。
- 暗く静かな部屋で寝るのを好みます。
- 吐き気や嘔吐を伴うことがあります。
- 頻度は月に3～4日くらい、平日休日にかかわらず、発症する時間帯もまちまちです。
- 多くは両親のどちらか（または両方）に「頭痛もち」がいます。

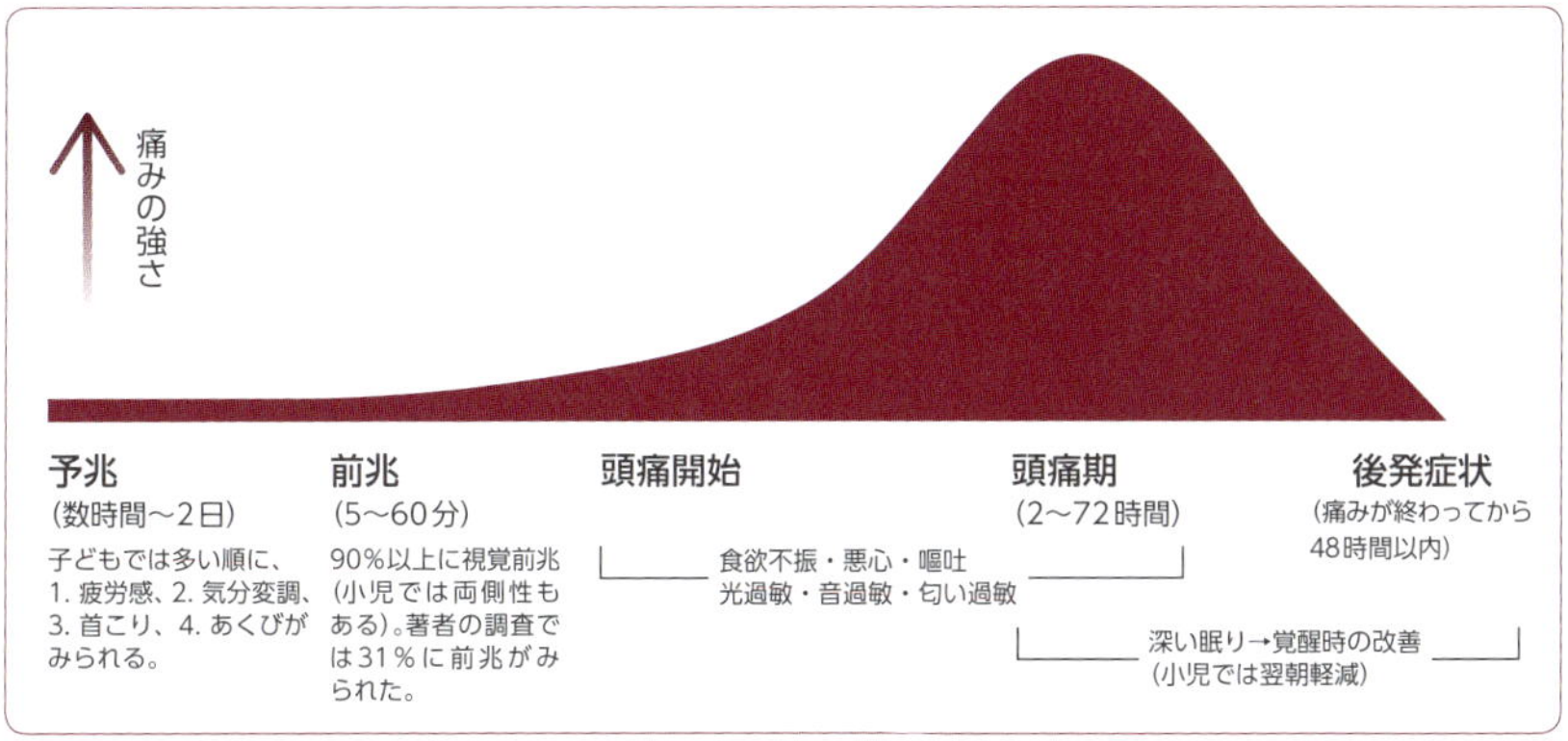

【図2】小児の片頭痛の経過（未治療の場合）

（藤田光江：小児の頭痛. ペインクリニック, 39(11):1456-1464, 2018をもとに作成）

うとするところがぼけて周りが光る閃輝暗点《せんきあんてん》といわれる前兆があることもあります（☞65頁）。

光過敏や音過敏という光や音を避けたい状態になり（☞65頁）、暗く静かな部屋に行って寝てしまうケースもみられます。予兆期から頭痛が消失するまで食欲がなくなり、片頭痛発作が多いと体重の減少が懸念されることもあります。

片頭痛の持続時間は、寝てしまった場合は起きるまでの時間として、18歳未満では2時間以上とされています。片頭痛発作を起こすと、子どもは動きが悪くなりますが、逆に頭痛を訴えていても、いつもと同じ行動がとれていれば片頭痛ではない可能性が高いといえます。

片頭痛を引き起こす誘因（引き金）は？

▼子どもに多いのは睡眠不足
▼強い光や気圧の変化、食品が誘因になることもある

片頭痛の誘因（引き金）はわからないこともありますが、子どもで多いと思われるのは睡眠不足です。塾通いが始まる小学校高学年の子どもで、就寝時刻が遅くなって片頭痛発作が増えたケースでは、睡眠時間を増やしたことにより、数人の子どもに頭痛の減少がみられました。

強い光が誘因になることもあります。ある中学生は、バドミントン部でスマッシュを打つときに、体育館の天井を見上げて頭痛発作が起き、蛍光灯の光で誘発されたと考えられます。また、担任の先生の理解のもと、席を窓側から廊下側に移してもらって頭痛発作が減った子どももいました。

成人と同様、雨が降る前や台風が南の島に発生したときなど、気圧の変化が誘因と考えられるケースもあります。また、食品が誘因になることもあり、チョコレートを一箱食べた後、頭痛発作が起きたという中学生男子がいました。その母親にも前兆のない片頭痛があり、赤ワインとチョコレートが片頭痛発作の誘因となっていました。このように、親子で誘因が共通していることもあります。

他にも誘因となる食品として、チーズ、揚げ物、ヨーグルトなどがあげられます。また人混みや匂いが誘因のこともあります。初経以降の女児では、月経時期や排卵日に片頭痛発作が起きることがあります。

特に月経関連片頭痛は、成人女性と同様、頭痛が長引き、薬が効きにくくなります。成人にみられる週末頭痛（weekend headache）は、子どもにもみられ、例えば土曜にサッカーの試合が終わって家に帰った後に頭痛発作が起きたといったエピソードを聞くことがあります。

子どもの片頭痛の主な誘因（引き金）

- 睡眠不足
- 強い光
- 気圧の変化（雨が降る前、台風など）
- 食品（チョコレート、チーズ、揚げ物、ヨーグルトなど）
- 人混み
- 強い匂い
- 月経（女子）
- 週末頭痛

片頭痛ではどんな症状があらわれるの？（未治療の場合）

- ▼始まる前にサイン（予兆や前兆）がある
- ▼痛みは徐々に始まって強くなり、吐き気、嘔吐、光・音過敏を伴うこともある
- ▼痛みがおさまってからあらわれる症状がある

●片頭痛の予兆

片頭痛の症状は、図2（☞63頁）のような経過をたどります。突然頭痛が始まるのではなく、頭痛の前に「予兆」といわれる症状があり、子どもを見ている家族が気づくことも少なくありません。予兆は、前兆のない片頭痛の数時間前から1～2日前の時点で生じることがあり、子どもでは多い順に、疲労感、気分変調、首こり（頸部のこり）、あくびです。この他に集中困難、光または音（あるいはその両方）に対する過敏性、悪心、霧視（霧の中にいるような見え方）、顔面蒼白がみられることもあります。

●片頭痛の直前にあらわれる前兆

「前兆」は、片頭痛の5～60分ぐらい前に起こる症状です。視覚前兆が最も一般的なタイプの前兆で、少なくとも何回かの発作において、前兆のある片頭痛の患者の90％以上に認められま

予兆の症状

- 疲労感
- 気分変調
- 首こり
- あくび
- 集中困難
- 光・音に対する過敏性
- 悪心
- 霧視
- 顔面蒼白など

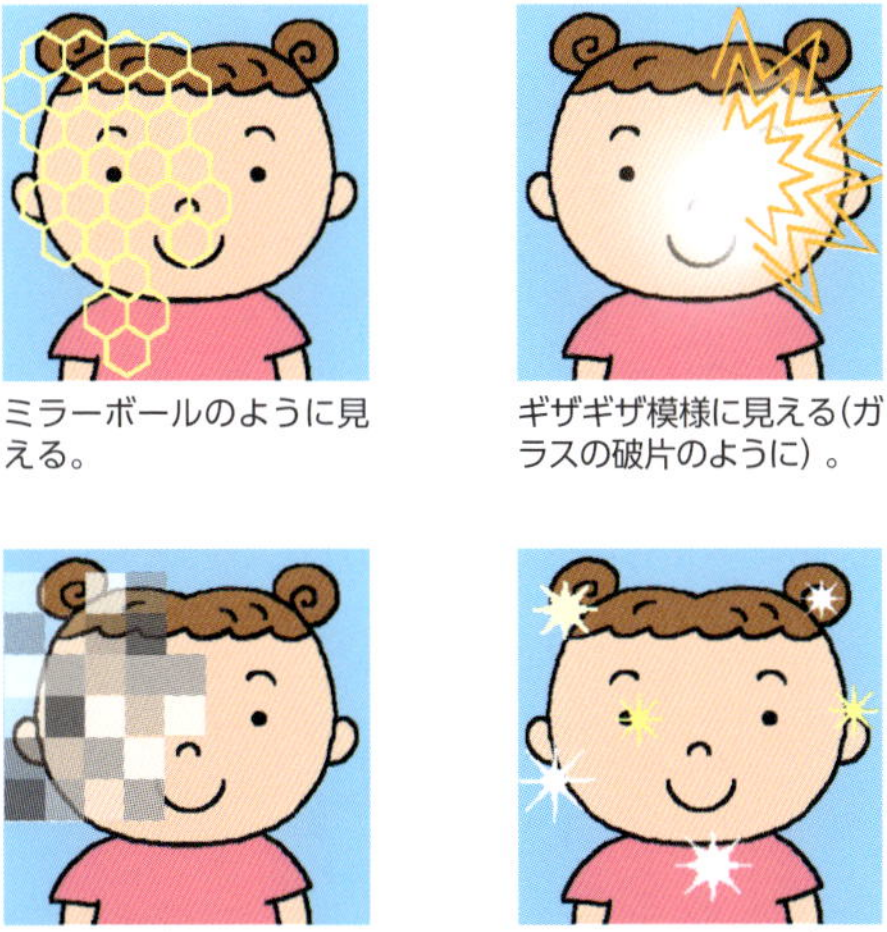

ミラーボールのように見える。

ギザギザ模様に見える（ガラスの破片のように）。

モザイクがかかったように見える。

見ようとする対象が光って見えたり、光の点や線が見える。

【図3】片頭痛の視覚前兆

す。著者が実施した片頭痛の子ども２２４人の調査では、女児の35％、男児の26％（平均30・5％）に前兆がみられ、多くは閃輝暗点《せんきあんてん》（見ようとするところが見えず、周りがキラキラ光るなど、☞9頁）に代表される視覚前兆でした。

また、子どもに視覚前兆の様子をスケッチしてもらうと、その表現はさまざまでした。いまだに前兆のある片頭痛の発生メカニズムはわかっていませんが、このようなスケッチが発生メカニズムを明らかにする助けになるかもしれないとの意見もあります。

視覚前兆がある場合、視覚症状は両眼であり、もし単眼のみの視覚症状であれば「網膜片頭痛」と診断されますが、その頻度はまれです。

脳幹性前兆（脳幹という脳の部位から生じる前兆）を伴う片頭痛は、回転性めまい（周りがぐるぐる回る）、耳鳴りや複視（ものが二重に見える）などの前兆症状があります。問診票で当てはまるとして○が付いた症状から、子どもにもあると思われます。運動麻痺（脱力）があれば「片麻痺性片頭痛」というまれな片頭痛です。前兆はいずれも完全可逆性（元に戻る）で60分以内に消失します。頭痛に移行せず前兆のみで終わることもあります。代表的な視覚前兆を図3に示します。

● 頭痛期の症状と、痛みがおさまってからの後発症状

片頭痛では、痛みが徐々に始まり強くなることを自覚します。薬を服用する場合は、頭痛が強くなってからでは効きにくくなるため、頭痛が始まったタイミングで服用することが大切です（☞119～121頁）。

頭痛期には食欲不振、悪心《おしん》（吐き気、気持ちが悪い）、嘔吐、光過敏、音過敏、匂い過敏などの症状を伴うことがあります。

痛みがおさまってしばらくは、疲労感、集中困難、肩こりなどの後発症状があらわれることがあります。ただし、子どもは眠ってしまうことも多く、起きた後は症状が消えていて、後発症状はあまりはっきりしないこともあります。

片頭痛の症例2（11歳男児）（☞3頁）の「だるい」の訴えは、予兆と後発症状での疲労感の表れだといえます。

片頭痛にはどんな種類がある？

▼片頭痛には6つのサブタイプがある
▼子どもに最も多いのは「前兆のない片頭痛」

片頭痛には6つのサブタイプ（細分類）があります（表6）。

子どもに多いのは「前兆のない片頭痛」、次いで「前兆のある片頭痛」です。前兆のある片頭痛で、子どもにもよくみられるのは「典型的前兆を伴う片頭痛」と「脳幹性前兆を伴う片頭痛」です。「片頭痛に関連する周期性症候群」は多くはありません。これは、腹痛、不快感、悪心《おしん》（気持ち悪い、吐き気）または嘔吐のいずれか1つ以上の発作を繰り返すという症候群です（☞71頁）。前兆のない、または前兆のある片頭痛を併せもつ患者さん、あるいはこれらの片頭痛を発症する可能性の高い患者さんに起こります。

著者は以前、国際頭痛分類 第2版を用いて、外来通院の225人（男児111人、女児113人）の子どもを対象に片頭痛の種類を調査しました。すると片頭痛の種類は、前兆のない片頭痛が男児の74％、女児の65％と多数を占めました。

前兆のある片頭痛は、その疑いも含め女児に多く、問診票からの診断では、典型的前兆を伴う片頭痛と脳幹性前兆（国際頭痛分類 第2版では「脳底型片頭痛」とよばれていた）が約半分ずつでした。片頭痛に関連する周期性症候群は、この調査時には明らかに診断できる子どもはいませんでした。

【表６】片頭痛の６つのサブタイプ
（国際頭痛分類 第３版に基づく）

① 前兆のない片頭痛
② 前兆のある片頭痛
・典型的前兆を伴う片頭痛
・脳幹性前兆を伴う片頭痛
・片麻痺性片頭痛
・網膜片頭痛
③ 慢性片頭痛
④ 片頭痛の合併症
⑤ 片頭痛の疑い
⑥ 片頭痛に関連する周期性症候群

「前兆のない片頭痛」はどのように診断される？

▼頭痛発作が5回以上
▼子どもは特徴的な症状を表現しにくい

「前兆のない片頭痛」は、診断基準（表7）に当てはまる発作が5回以上あることにより、診断されます。頭痛発作の持続時間は、発作中に眠ってしまい、目覚めたときには頭痛を認めない患者さんの場合、目覚めた時刻までとみなします。

国際頭痛分類 第3版では、小児および思春期（18歳未満）では、発作の持続時間は2～72時間としてもよいかもしれないこと（成人の場合は表7の「4～72時間」）、また小児および思春期（18歳未満）の片頭痛は、成人の場合に比べて、頭の片側だけ（表7の「片側性」）に痛みが生じるのではなく、両側性であることが多いと説明されています。

また、片頭痛の痛みは通常、前頭側頭部に発生し、小児における後頭部痛はまれであり、その場合は診断上、慎重を要すると説明されていますが、具体的な疾患はあげられていません。片頭痛の性状はズキズキ、ガンガンと表現される拍動性ですが、子どもではよくわからないこともあります。しかし、強い頭痛であることは間違いなく、発作中の子どもが受診すると、身じろぎせず、子どもによくみられるような座っている椅子を揺する動きもありません。

嘔吐は客観的にわかる症状ですが、悪心《おしん》（気持ち悪い、吐き気）は気づきにくい症状です。年少児の光過敏や音過敏は、暗い静かな部屋で寝てしまうなどの行動でわかり、逆にテレビなどの画面を見ていられるような頭痛は、片頭痛ではないと推測されます。

【表7】「前兆のない片頭痛」の診断基準

A. B～Dを満たす発作が5回以上ある
B. 頭痛発作の持続時間は4～72時間（未治療もしくは治療が無効の場合）
C. 頭痛は以下の4つの特徴の少なくとも2項目を満たす
1. 片側性
2. 拍動性
3. 中等度～重度の頭痛
4. 日常的な動作（歩行や階段昇降など）により頭痛が増悪する、あるいは頭痛のために日常的な動作を避ける

D. 頭痛発作中に少なくとも以下の1項目を満たす
1. 悪心または嘔吐（あるいはその両方）
2. 光過敏および音過敏

E. ほかに最適なICHD-3の診断がない

（日本頭痛学会・国際頭痛分類委員会 訳：国際頭痛分類 第3版, p.3, 医学書院, 2018）

・頭痛発作の持続時間は、発作中に眠った場合は目覚めたときに頭痛を認めなければ、目覚めた時刻とする。
・国際頭痛分類第3版（ICHD-3）では、小児の場合、頭痛発作の持続時間は2～72時間としてもよいかもしれないという説明がある。

「前兆のある片頭痛」はどのように診断される？

▼ 診断基準の前兆や特徴を満たす頭痛発作が2回以上
▼ 前兆で多いのは、キラキラした光（閃輝暗点《せんきあんてん》）とチクチク感（感覚症状）
▼ 子どもでは「典型的前兆を伴う片頭痛」と「脳幹性前兆を伴う片頭痛」が多い

「前兆のある片頭痛」の前兆は、片側の完全に元に戻る視覚症状や感覚症状などで、これらの症状は通常徐々に進行し、それに引き続いて頭痛が生じるといわれています。

「前兆のある片頭痛」の診断基準（表8）には、視覚症状、感覚症状、言語症状、運動症状、脳幹症状、網膜症状の６つの前兆があげられています。このうち視覚前兆が90％以上に認められ、閃輝暗点《せんきあんてん》がその代表です。

閃輝暗点《せんきあんてん》は、固視点（見つめているところ）付近にジグザグ形が現れ、右または左方向に徐々に拡大し、その周囲がキラキラした光（角張った閃光）で縁取られます。その結果、絶対暗点（まったく見えない）、あるいはさまざまな程度の相対暗点（周囲に比べて暗い）が視野に残ります。国際頭痛分類 第３版には、小児・思春期では片側に限らず、非典型的な両側性の視覚症状もあると書かれています。

視覚症状に次いで多い前兆は感覚症状ですが、チクチク感はその代表的な症状です。前兆のある片頭痛で、子どもにもよくみられるのは、「典型的前兆を伴う片頭痛」（表9）と「脳幹性前兆（脳幹という脳の部位から生じる前兆）を伴う片頭痛」（国際頭痛分類 第２版では「脳底型片頭痛」とよばれていた）（表10）です。

【表8】「前兆のある片頭痛」の診断基準

A. BおよびCを満たす発作が２回以上ある
B. 以下の完全可逆性前兆症状が１つ以上ある
　1. 視覚症状
　2. 感覚症状
　3. 言語症状
　4. 運動症状
　5. 脳幹症状
　6. 網膜症状
C. 以下の６つの特徴の少なくとも３項目を満たす
　1. 少なくとも1つの前兆症状は5分以上かけて徐々に進展する
　2. 2つ以上の前兆が引き続き生じる
　3. それぞれの前兆症状は５～60分持続する
　4. 少なくとも１つの前兆症状は片側性である
　5. 少なくとも１つの前兆症状は陽性症状である
　6. 前兆に伴って、あるいは前兆出現後60分以内に頭痛が発現する
D. ほかに最適なICHD-3の診断がない

(日本頭痛学会・国際頭痛分類委員会 訳：国際頭痛分類 第３版, p.5, 医学書院, 2018)

【表9】「典型的前兆を伴う片頭痛」の診断基準

A. 1.2「前兆のある片頭痛」の診断基準と下記のBを満たす発作がある
B. 前兆として下記の2項目の両方を認める
　①完全可逆性の視覚症状、感覚症状、言語症状
　②運動麻痺（脱力）、脳幹症状、網膜症状は含まれない

（日本頭痛学会・国際頭痛分類委員会 訳：国際頭痛分類 第3版, p.7, 医学書院, 2018）

【表10】「脳幹性前兆を伴う片頭痛」の診断基準

A. 1.2「前兆のある片頭痛」の診断基準と下記のBを満たす頭痛発作がある
B. 前兆として下記の2項目の両方を認める
　① 下記の完全可逆性脳幹症状のうち少なくとも2項目を満たす
　　a. 構音障害
　　b. 回転性めまい
　　c. 耳鳴り
　　d. 難聴
　　e. 複視
　　f. 感覚障害に起因しない運動失調
　　g. 意識レベルの低下（GCS≦13）
　② 運動麻痺（脱力），あるいは網膜症状は伴わない

（日本頭痛学会・国際頭痛分類委員会 訳：国際頭痛分類 第3版, p.7～8, 医学書院, 2018）

GCS：意識障害の程度を判定するスコア

片頭痛に関連する周期性症候群って？

▼片頭痛と関連している可能性が高い
▼子どもにみられるのは、周期性嘔吐症候群、腹部片頭痛、良性発作性めまい、良性発作性斜頸《しゃけい》

「片頭痛に関連する周期性症候群」は、腹痛、不快感、悪心《おしん》（気持ち悪い、吐き気）または嘔吐のいずれか1つ以上の発作を繰り返す症候群です。たまに起こる場合も、慢性的に起こる場合も、予測可能な一定間隔で起こる場合もあり、片頭痛と関連している可能性があります。

片頭痛に関連する周期性症候群には、再発性消化管障害（周期性嘔吐症候群、腹部片頭痛）、良性発作性めまい、良性発作性斜頸《しゃけい》があります。国際頭痛分類　第3版では、いずれも小児に起こるなどの記載があり、小児期にみられる疾患であることは間違いありません（表11）。

周期性嘔吐症候群（片頭痛の症例4、☞7頁）の診断基準（表12）、腹部片頭痛（片頭痛の症例5、☞8頁）の診断基準（表13）を見ると、発作性の嘔吐や腹痛が強く日常生活に支障があることがわかります。

診断基準はここに載せていませんが、良性発作性めまいは、健康上問題がない小児に繰り返し起こる短時間の回転性のめまい発作が特徴の疾患で、発作は前触れなしに起こり自然に軽減します。外来の患者でも多くはありませんが、比較的低年齢の健康な子どもが、目が回って動けなくなったと受診することがあります。ふらふら揺れている感じのめまい感とは違い、回転性めまいでは立っていることができなくなるので周囲の人々もわかりますが、短時間で消失するようです。

良性発作性斜頸《しゃけい》は、反復発作性（繰り返して起こる）に頭部が片側に傾き（若干片側に曲がっている場合もある）、自然寛解する症状です（自然に症状がよくなる）。この疾患は幼児および乳児にみられ、生後1年以内に発症するとされていますが、まれな疾患です。

著者がこれまでに経験したのは1例のみで、生後5ヵ月の男児が急に首が左に曲がり、びっくりした保護者が救急外来を受診しましたが、「ニコニコしているので様子を見ましょう」と医師から言われたそうです。翌日の外来受診時には治っていましたが、その後も同じようなことがあり、著者の病院を受診してきました。父親に片頭痛があり、良性発作性斜頸《しゃけい》を疑いました。

【表11】片頭痛に関連する周期性症候群
(国際頭痛分類 第3版に基づく)

① **再発性消化管障害**
・周期性嘔吐症候群 ← 小児期に起こる
・腹部片頭痛 ← 主として小児に認められる
② **良性発作性めまい** ← 小児に起こる
③ **良性発作性斜頸** ← 生後1年以内に発症する

【表12】「周期性嘔吐症候群」の診断基準

A. 強い悪心と嘔吐を示す発作が5回以上あり、BおよびCを満たす
B. 個々の患者では症状が定性化しており、予測可能な周期で繰り返す
C. 以下のすべてを満たす
　1. 悪心、嘔吐が1時間に4回以上起こる
　2. 発作は1時間～10日間続く
　3. 各々の発作は1週間以上の間隔をおいて起こる
D. 発作間欠期には完全に無症状
E. その他の疾患によらない

(日本頭痛学会・国際頭痛分類委員会 訳：国際頭痛分類 第3版, p.14, 医学書院, 2018)

【表13】「腹部片頭痛」の診断基準

A. 腹痛発作が5回以上あり、B～Dを満たす
B. 痛みは以下の3つの特徴の少なくとも2項目を満たす
　1. 正中部、臍周囲もしくは局在性に乏しい
　2. 鈍痛もしくは漠然とした腹痛 (just sore)
　3. 中等度～重度の痛み
C. 発作中、以下の4つの随伴症状・徴候のうち少なくとも2項目を満たす
　1. 食欲不振
　2. 悪心
　3. 嘔吐
　4. 顔面蒼白
D. 発作は、未治療もしくは治療が無効の場合、2～72時間持続する
E. 発作間欠期には完全に無症状
F. その他の疾患によらない

(日本頭痛学会・国際頭痛分類委員会 訳：国際頭痛分類 第3版, p.14, 医学書院, 2018)

片頭痛は遺伝する？

▼片頭痛には家族集積性がある
▼母親からの遺伝が強いと推測されているが不明

1988年に国際頭痛分類 第1版[1]が公表される以前は、小児において数種類の片頭痛の診断基準が使われていました。その診断基準すべてに「頭痛の家族歴」という項目があり、片頭痛がいかに家族集積性の強い病気であるかを物語っています。ある種の疾患異常の発生が、特定の家族に集中してみられる現象を「家族集積性」といいますが、片頭痛は昔からそういった病気の1つと考えられていました。現在の診断基準には家族集積性の項目は含まれていません。

しかしながら、著者の場合、子どもの頭痛診療では、両親や祖父母の頭痛の有無を必ず聞き、付き添いの保護者に頭痛があれば子どもの頭痛と同時に診断するよう努めています。特に表現力が乏しい年少児の場合、保護者が片頭痛であれば、いまは診断基準を満たさなくても、将来的に片頭痛になることが予測されます。

以前調査した結果では、片頭痛をもつ子ども（男女ともに）には、頭痛をもつ家族がいる子が75％以上を占めており、その頭痛をもつ家族のうち母親が80％以上を占め、その頭痛は片頭痛が90％以上を占めていました[2]。片頭痛は、男女とも等しく母親からの遺伝性の強い疾患と推測されますが、遺伝の詳細は不明で、複数の遺伝子と環境因子の相互作用によって発症する多因子遺伝が考えられています。

［参考文献］
（1）頭痛研究会「国際頭痛学会による頭痛分類」『頭痛研究会誌』18、92－102頁、1991
（2）藤田光江 他「小児片頭痛における家族集積性の検討」『日本頭痛学会誌』36（3）、239－243頁、2010

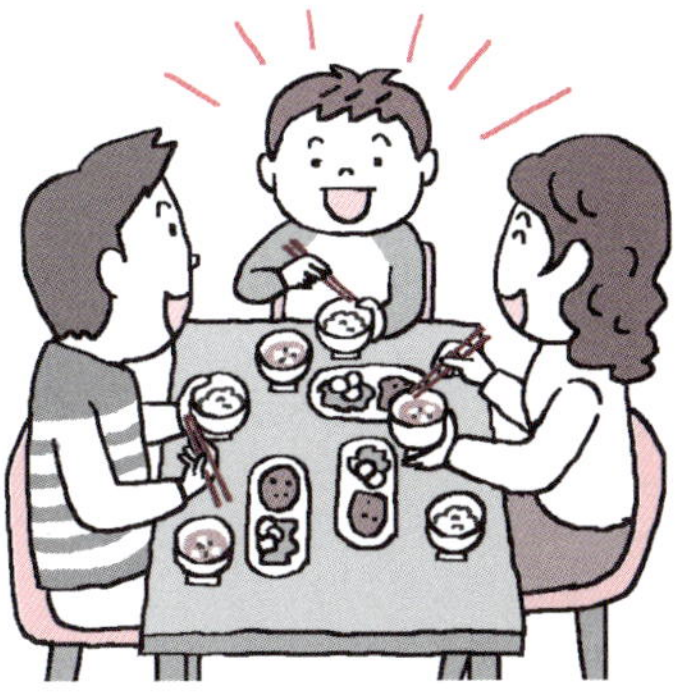

片頭痛の予後（将来の経過や予測）は？

▼半分くらいの子どもで頭痛は数年後に消失する（調査報告より）

▼頭痛のタイプが片頭痛から緊張型頭痛（またはその逆）に変わることもある

著者は、国際頭痛分類 第1版[1]で診断した子どものその後の頭痛の有無について、ハガキと電話によるアンケート調査を行ったことがあります。回答が得られた231人中、2～7年後に頭痛が消失していたのは、片頭痛では50％、緊張型頭痛では58％でした。

調査時に頭痛があった110人の診断は、片頭痛70％、緊張型頭痛17％でしたが、そのうち45％が、頭痛のタイプが初診時から、片頭痛→緊張型頭痛に、緊張型頭痛→片頭痛に、それぞれ変わっていました[2]。

同じく国際頭痛分類 第1版[1]で診断された片頭痛55人（11～14歳）の10年後の調査では、41・8％で片頭痛が持続しており、38・2％で寛解（症状が落ち着いて安定した状態）、20％は緊張型頭痛に頭痛のタイプが変わっていたとの報告があります[3]。この報告によると、思春期の片頭痛の予後は良好でしたが、持続する要因は、特に前兆のない片頭痛では片頭痛をもつ家族の存在が推定されたとのことです。

［参考文献］
（1）頭痛研究会「国際頭痛学会による頭痛分類」『頭痛研究会誌』18、92－102頁、1991
（2）藤田光江 他「小児慢性反復性頭痛の予後と治療」『日本頭痛学会誌』25、14－16頁、1998
（3）Monastero R, et al: Prognosis of migraine headaches in adolescents: a 10-year follow-up study. Neurology, 67(8): 1353-1356, 2006

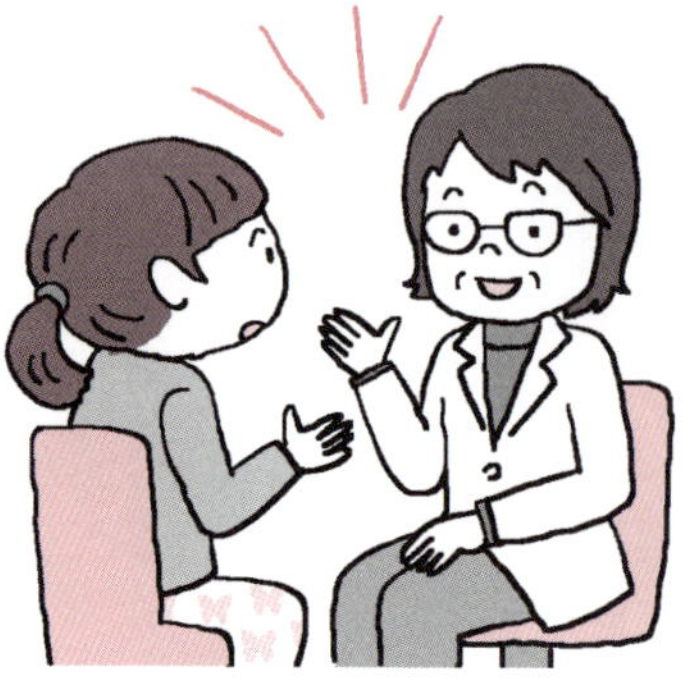

3-2 緊張型頭痛

緊張型頭痛はどんな頭痛？（表14）

▼ **頭痛がだらだらと続く**
▼ **頭痛の様子を言葉でうまく表現できない子もいる**

片頭痛のある子どもが、発作性の片頭痛と緊張型頭痛を区別できるようになると、「なだらかな頭痛」や「だらだらした頭痛」と表現するのが緊張型頭痛です。始まりがはっきりしないので、薬を使用するタイミングもわかりません。

ふつうの緊張型頭痛（反復性緊張型頭痛）は寝込むほどの頭痛ではありませんが、片頭痛がない子どもでは、緊張型頭痛の様子を言葉でうまく表現できないかもしれません。ただ、薬を飲んでも効きにくい頭痛ということはわかるようです。

【表14】緊張型頭痛の特徴

- 頭痛の始まりと終わりがはっきりしません。
- 1ヵ月の頭痛回数によって、3つのサブタイプに分けられます。
- 頭痛の持続時間は、3つのサブタイプによって違います。
- 強い頭痛でなく、日常の生活は続けられます。
- 悪心（気持ち悪い、吐き気）や嘔吐はありません。
- 光過敏や音過敏はあっても、どちらか一方のみです。

緊張型頭痛の種類と診断は？

▼ **1ヵ月の頭痛回数によって3つのサブタイプに分類**
▼ **慢性緊張型頭痛は日常生活に支障をきたす**

● 1ヵ月の頭痛回数による3つのサブタイプ

緊張型頭痛は、頭痛が起きる頻度によって3つのサブタイプ「稀発《きはつ》反復性緊張型頭痛」、「頻発反復性緊張型頭痛」、「慢性緊張型頭痛」に分類されます（表15）。

【表15】「緊張型頭痛」の3つのタイプ
〔国際頭痛分類 第3版に基づく〕

① **稀発反復性緊張型頭痛**
平均して1ヵ月に1日未満（年間12日未満）の頻度で発現する頭痛が10回以上

② **頻発反復性緊張型頭痛**
3ヵ月を超えて、平均して1ヵ月に1日～14日(年間12日以上180日未満)の頻度で発現する頭痛が10回以上

③ **慢性緊張型頭痛**
3ヵ月を超えて、平均して1ヵ月に15日以上（年間180日以上）の頻度で発現する頭痛

④ **緊張型頭痛の疑い**

このうち頭痛が心配で受診することが多いのは、頻発反復性緊張型頭痛または慢性緊張型頭痛です。また3つのサブタイプは、緊張型頭痛による生活支障度の高さとも関連しています。反復性緊張型頭痛（稀発《きはつ》および頻発）の生活支障度は高くないのですが、慢性緊張型頭痛は、生活の質を大きく低下させ、日常生活に支障をきたす深刻な疾患であると記載されています。

● 稀発《きはつ》および頻発反復性緊張型頭痛の診断（表16）

頭痛の持続時間は30分～7日間で、4つの特徴「①両側性」、「②性状は圧迫感または締め付け感（非拍動性）」、「③強さは軽度～中等度」、「④歩行や階段の昇降のような日常的な動作により増悪（さらに悪化）しない」のうち少なくとも2項目を満たし、また、「①悪心や嘔吐はない」、「②光過敏や音過敏はあってもどちらか一方のみ」の両方を満たします。緊張型頭痛の特徴をみると、発作性で強い頭痛の片頭痛との違いがわかります。

● 慢性緊張型頭痛の診断（表17）

反復性緊張型頭痛の4つの特徴のうち2項目を満たすのは同じですが、慢性緊張型頭痛は持続時間が長く、数時間～数日間、または絶え間なく持続します。また、「①光過敏、音過敏、軽度の悪心はあってもいずれか1つのみ」、「②中程度・重度の悪心や嘔吐はどちらもない」、の両方を満たす頭痛です。

【表16】「稀発性および頻発性反復性緊張型頭痛」の診断基準

〔国際頭痛分類 第3版（ICHD-3）に基づく〕

A. B～Dを満たす
B. 頭痛は30分～7日間持続する
C. 以下の特徴のうち少なくとも2項目を満たす
  1. 両側性
  2. 性状は圧迫感または締め付け感（非拍動性）
  3. 強さは軽度から中等度
  4. 歩行や階段の昇降のような日常的な動作により 増悪しない
D. 以下の両方を満たす
  1. 悪心や嘔吐はない
  2. 光過敏や音過敏はあってもどちらか一方のみ
E. 他に最適なICHD-3の診断がない

【表17】「慢性緊張型頭痛」の診断基準

〔国際頭痛分類 第3版（ICHD-3）に基づく〕

A. B～Dを満たす
B. 数時間～数日間、または絶え間なく持続する
C. 以下の特徴のうち少なくとも2項目を満たす
  1. 両側性
  2. 性状は圧迫感または締め付け感（非拍動性）
  3. 強さは軽度から中等度
  4. 歩行や階段の昇降のような日常的な動作により増悪しない
D. 以下の両方を満たす
  1. 光過敏、音過敏、軽度の悪心はあってもいずれか1つのみ
  2. 中程度・重度の悪心や嘔吐はどちらもない
E. 他に最適なICHD-3の診断がない

緊張型頭痛と片頭痛を見分けるポイント

- ▼持続時間と発症時刻が異なる
- ▼頭痛があっても、テレビやゲームの画面を見ていられるかどうか
- ▼片頭痛との共存もある

片頭痛は、発作性の中等度〜重度の頭痛で、長くても72時間で終わります。

また、片頭痛の場合は①悪心《おしん》または嘔吐（あるいはその両方）、②光過敏および音過敏のどちらかがあるため、例えば、頭痛があってもテレビやゲームの画面を見ていられる場合は、片頭痛ではなく、緊張型頭痛であるといえます。

発症時刻についても、片頭痛は朝、午後、夜、休日と、痛みが起きる時刻が決まっていません。例えば、学校がある平日の朝に連日起きる頭痛は、片頭痛ではなく、緊張型頭痛といえます。著者が診察するときは、椅子に座っている様子あるいはベッドに移るときの様子で、客観的に頭痛の重症度を判断しています。それにより、日常的な動作で頭痛が増悪する（動いたときに痛みが増す）片頭痛なのか、増悪しない緊張型頭痛なのかを見分けることができます。

片頭痛の解説（☞73頁）で書いたように、片頭痛は家族集積性（特定の家系に集中して患者が多く発生する）の強い頭痛なので、両親の頭痛の有無も片頭痛の診断の参考になります。また、片頭痛と緊張型頭痛の両方が共存することがあり、診察では経過をみることが重要です。その際には、患者さん、もしくは家族に記入してもらう頭痛ダイアリー（☞107〜117頁）がとても参考になります。

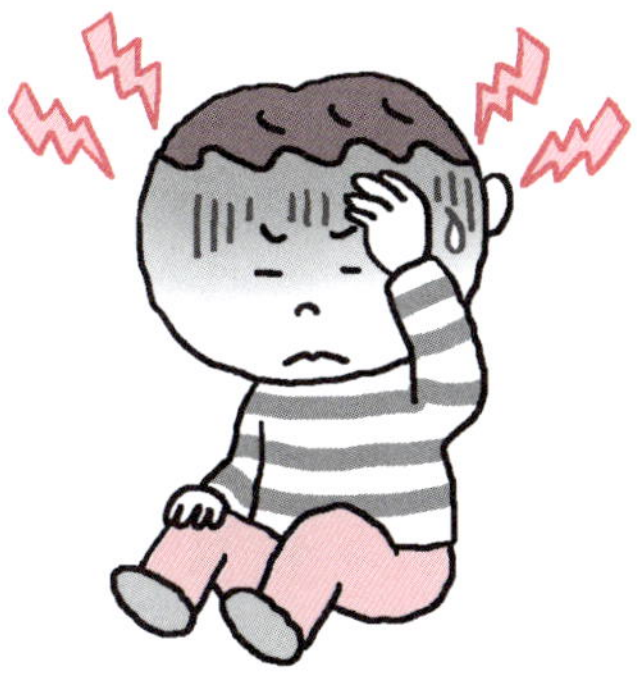

3-3 慢性連日性頭痛

慢性連日性頭痛はどんな頭痛？（表18）

- ▼「慢性片頭痛」「慢性緊張型頭痛」、「新規発症持続性連日性頭痛」「薬剤の使用過多による頭痛」が該当
- ▼子どもの患者数は少ないが、学校の長期欠席につながることも

慢性緊張型頭痛に該当する頭痛

「慢性連日性頭痛」は、1日に4時間以上、1ヵ月に15日以上、3ヵ月以上持続する頭痛とされています。国際頭痛分類 第3版には、慢性連日性頭痛という診断名では載っていませんが、一次性頭痛の「慢性片頭痛（表19）」、「慢性緊張型頭痛（☞76頁、表17）」、「新規発症持続性連日性頭痛（表20）」が該当します。

頭痛が頻繁になった場合、成人では慢性片頭痛と「薬剤の使用過多による頭痛（薬物乱用頭痛）」がまず考えられます。慢性片頭痛は、頭痛が月に15日以上の頻度で3ヵ月を超えて起こり、少なくとも月に8日の頭痛は片頭痛の特徴をもち、トリプタンなどが有効とされています。

子どもが強い連日性の頭痛を訴えて受診する場合、多くは片頭痛としてすでに治療を受けています。それでも頭痛が改善せずに続いているということは、慢性片頭痛には当てはまらず、慢性緊張型頭痛が主体と考えられます。

子どもには少ない薬剤の使用過多による頭痛

薬剤の使用過多（鎮痛薬の使い過ぎ）による頭痛は、月15日以上起こる頭痛で、鎮痛薬（アセトアミノフェン、イブプロフェン）の場合、3ヵ月を超えて1ヵ月15日以上使用と規定され、原因のある二次性頭痛に分類されています。わが国では子どもに薬を使用することに慎重な保護者が多いので、薬剤の使用過多による頭痛は少ないことが知られています。

著者の経験では、保護者が毎朝頭痛を訴え登校をしぶる子どもに鎮痛薬を飲ませていたケースがありましたが、3ヵ月以上継続して使用していなかったため、薬剤の使用過多による頭痛とは診断しませんでした。

新規発症持続性連日性頭痛は頭痛発現時期を思い出せる

子どもが頭痛発現の時期を明瞭に思い出すことができる場合、新規発症持続性連日性頭痛と診断されることがあります（慢性連日性頭痛の症例9、☞39頁）。新規発症持続性連日性頭痛は、片頭痛もしくは緊張型頭痛に似ているなど、両者の要素をもってることもあります。

子どもの慢性連日性頭痛に関する調査研究は少なく、データは限られており、正確な有病率は定かではありませんが、片頭

痛や緊張型頭痛に比べて、子どもの患者数は少ないとみられます。

【表18】慢性連日性頭痛の特徴

- 月15日以上の頭痛が３ヵ月以上続きます。
- なだらかな頭痛から強い持続性頭痛まで程度はさまざまです。
- 日常生活に支障があります。
- 薬の効きにくい頭痛です。
- 学校の長期欠席につながることがあります。

【表19】「慢性片頭痛」の診断基準

A. 片頭痛様または緊張型頭痛様の頭痛が月に15日以上の頻度で３ヵ月を超えて起こり、BとCを満たす
B. 1.1「前兆のない片頭痛」の診断基準B～Dを満たすか、1.2「前兆のある片頭痛」の診断基準BおよびCを満たす発作が、併せて5回以上あった患者に起こる
C. ３ヵ月を超えて月に8日以上で、以下のいずれかを満たす
1. 1.1「前兆のない片頭痛」の診断基準CとDを満たす
2. 1.2「前兆のある片頭痛」の診断基準BとCを満たす
3. 発症時には片頭痛であったと患者が考えており、トリプタンあるいは麦角誘導体で改善する

D. ほかに最適なICHD-3の診断がない

(日本頭痛学会・国際頭痛分類委員会 訳：国際頭痛分類 第3版, p.10, 医学書院, 2018)

麦角誘導体：エルゴタミン系製剤、トリプタンが発売されてからは使用が減少

【表20】「新規発症持続性連日性頭痛」の診断基準

A. BおよびCを満たす持続性頭痛がある
B. 明確な発症で明瞭に想起され、24時間以内に持続性かつ非寛解性の痛みとなる
C. ３ヵ月を超えて持続する
D. ほかに最適なICHD-3の診断がない

(日本頭痛学会・国際頭痛分類委員会 訳：国際頭痛分類 第3版, p.44, 医学書院, 2018)

明瞭に思い出すことができる発現から連日性にみられる持続性頭痛、痛みは、特徴的な性状を欠き、片頭痛様あるいは緊張型様であったり、両者の要素をもっていることもある。

慢性連日性頭痛はなぜ起きる?

次頁から、表21にあげた慢性連日性頭痛の起きる要因について、それぞれ説明していきます。

【表21】慢性連日性頭痛が起きる要因・共存症

● 過去の頭痛の経験（☞ 81頁）
・片頭痛がある場合：たまにあった頭痛が回数を増した。
・頭痛の経験がない場合：まったく頭痛がなかった子どもにある時期から頭痛が始まった。

● 年齢要因（思春期）（☞ 82頁）
・小学高学年：対人関係、塾通いなどの睡眠不足とストレス
・中学生：対人関係、学業が厳しくなる（部活の問題）
・高校生：自分に合った学校でないと認識、学業の問題

● 性格特性（☞ 83頁）
自分を出すのが苦手、反抗期がない、学校で教師に好かれるタイプの子どもが多い。

● 発症のきっかけ（自己評価が下がったとき）（☞ 84頁）
成績が下がった、友だち・教師とのトラブル、家庭でのトラブル、身体疾患（病気、怪我）

● 共存症（☞ 85 ～ 87頁）
・起立性調節障害
・過敏性腸症候群
・精神疾患：適応障害、不安症群、うつ病、身体症状症など

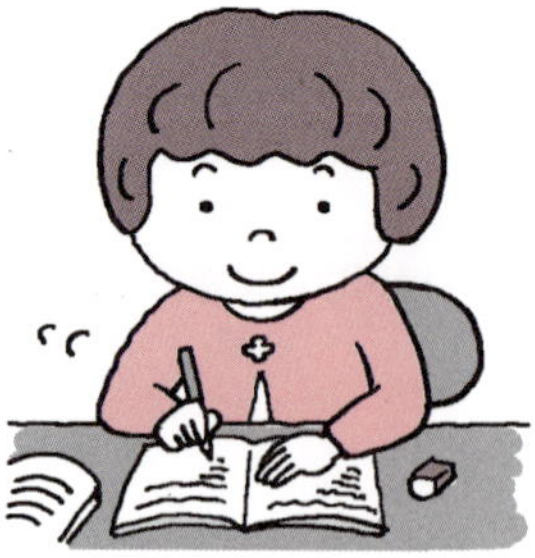

慢性連日性頭痛の要因その①『過去の頭痛の経験』

▼薬が効きにくい頭痛が増えた
▼片頭痛に緊張型頭痛が加わり慢性化する
▼頭痛の経験がなく、ある時期から連日性の頭痛が起きることも

過去に片頭痛があり、その回数が増すことにより慢性連日性頭痛が起きることがあります。子どもでは、小学生頃からたまに片頭痛があり、思春期になって頭痛の回数が増えたというケースがみられます。

ある中学1年男子は、最近頭痛が多くなり、鎮痛薬が効かなくなったと受診してきました。夏休みまでは剣道部も休まず参加していましたが、秋になって頭痛が多くなり、欠席も少しずつ増えているといいます。また、「小学校のときはポコンポコンとたまに起きる頭痛で薬が効いたけど、今の頭痛はなだらかーな頭痛で薬が効かない、夕方の塾の前に特に多い」と話しました。このケースでは、小学校から片頭痛がたまにあって、中学1年の秋に生活の疲れが出て、緊張型頭痛が加わったことを上手に表現していると思います。

ある高校生女子は、「最近だらだらした頭痛と、ときどき起こる激しい頭痛の区別がついてきた。だらだらした頭痛にはスマトリプタン点鼻薬は効かないけど、激しい頭痛には効く」と話してくれました。頭痛が原因で小学校高学年から登校できなくなり、通信高校に入ってやっと少しずつ登校できるようになり、勉強にも取り組めるようになったときの発言です（慢性連日性頭痛の症例8、☞38頁）。このように、片頭痛があった子どもに緊張型頭痛が加わり、頭痛が慢性化していることがあります。早期に緊張型頭痛が加わっていることに気づき、環境を調整するなどの対処をすれば、学校欠席が増えるのを防ぐことができるのではないかと思います。

一方、今までまったく頭痛の経験がないのに、ある時期から連日性の頭痛になることがあります。また、頭痛の発現の時期を明瞭に思い出すことができる新規発症持続性連日性頭痛と診断される子どももいます（慢性連日性頭痛の症例9、☞39頁）。

慢性連日性頭痛の要因その②『思春期という年齢』

▼環境がさまざまに変化する思春期では頭痛が増える。
▼中学1年の夏休み明けに頭痛を訴える子どもが多い
▼まだ成長過程であることを受け止めることが大事

思春期は、さまざまに環境が変化する時期で慢性連日性頭痛発症にも影響します。思春期は小学校6年くらいから始まるといわれていますが、小学校は環境変化が少ないため、影響は大きくありません。ただ、中学受験をする子どもでは、塾に通い始め、睡眠不足に加えて塾でのストレスなどで頭痛が増えることがあります。

中学生になると、複数の小学校から生徒が集まる地元の中学、あるいは中高一貫校へ入学するなど環境はさまざまですが、いずれにしても子どもにとって環境が大きく変化します。夏休み前までは何とか頑張っていますが、休みが明ける9月から頭痛や体調不良を訴え欠席が増える子どもが多くみられます。

慢性連日性頭痛を発症した子どもからは、「小学校より中学校は友だちも教師も余裕がなくなって、環境が厳しくなった」といった声を聞くことがあります。中学受験で中高一貫校に入学した子どもは、「中学受験で合格がゴールだと信じていたのに、さらに6年間頑張らなければならないスタート地点」と気づいたときから頭痛が始まることがあります。

高校に入学した子どもの場合、「学校が合わない」、「中高一貫校で、それまでがまんしていたが続かない」と感じ始めたとき、慢性的な頭痛が発症することがあります。全日制高校では欠席が増えると単位が取れなくなり、留年につながるので中学より深刻です。子どもと保護者には「心身ともに、成人に近く成長するのは18歳くらいなので、それまではまだ〝さなぎ状態〟であることを受け止めて待つことも大事」と話しています（☞103頁、図1）。

慢性連日性頭痛の要因その③『自分を出すのが苦手な性格特性』

▼慢性連日性頭痛の子どもは、いわゆる〝良い子〟が多い
▼反抗できない子どもは要注意
▼自分を出すようにすることが回復につながる

著者の場合、慢性連日性頭痛で受診した子どもには必ず「保護者に口答えや反抗をしている？」と聞いています。なぜならば連日性の頭痛で受診する子どもは、自分を出すのが苦手で、大人にとっていわゆる〝良い子〟が多いと気づいたからです。

兄や姉がいない場合、反抗するということがよくわかっていない子どももいるので、例えばムカっとしたときに、「うるさい」、「わかってる」と口に出して言う、言えなかったらバタンとドアを閉めて部屋にこもるなど、具体的に説明しています。家で自分を出せない子どもは学校ではそれがさらに強く、むしろ教師や友だちに信頼されている存在であることが少なくありません。著者の場合、子どもにはなるべく自分を出すようにと指導し、保護者には「今日からかわいくない子になるかもしれませんが、それが回復につながります」と説明しておきます。

ただ、性格でなく環境要因のせいで反抗できない子どももいます。例えば、兄または姉のひどい反抗期を見ていた子どもは、「自分は親を困らせたくない」という思いから反抗しないことがあります。また保護者や兄弟姉妹に何か病気がある場合は、反抗より気遣いが先行し思春期を迎えることもあります。

もう１つは、保護者が子どもにとって物わかりが良すぎて、反抗するチャンスがない、いわゆる仲良し親子です。いずれの場合も、そのまま大人にはなれず、思春期のどこかで、例えば頭痛による長期欠席などの破綻をきたすことが多いので注意が必要です。

慢性連日性頭痛の発症のきっかけ

▼子どもが自信を失って自己評価が下がったとき
▼病気や怪我がきっかけになることも

著者は、これまでの診察で、子どもの自己評価が下がったときに学校の欠席につながる慢性頭痛になることに気づきました。小学校では何らかの面で周囲から評価されていた子どもが、中学校で成績やスポーツで評価されないと、自信を失い頭痛が発症するケースがとても多いように思われます。

また、インフルンザなどで発熱して頭痛を経験した後、あるいはスポーツをやっていた子どもが怪我をして一時的に運動ができなくなったのがきっかけになることもあります。それまでがまんしていたことが病気や怪我をきっかけに頭痛として表現された状態と考えます（反復性緊張型頭痛の症例3、☞16頁）。

長期欠席につながる慢性連日性頭痛の子どもを診ているうちに、突然重症になるのではなく、反復性緊張型頭痛が、軽度の慢性緊張型頭痛になって、それが次第に長期欠席につながる重度の慢性緊張型頭痛になるケース（図4）があることに気づきました。軽度の慢性緊張型頭痛の段階で、環境調整などの対処をすれば、重症化を防げるかもしれないと考えています。

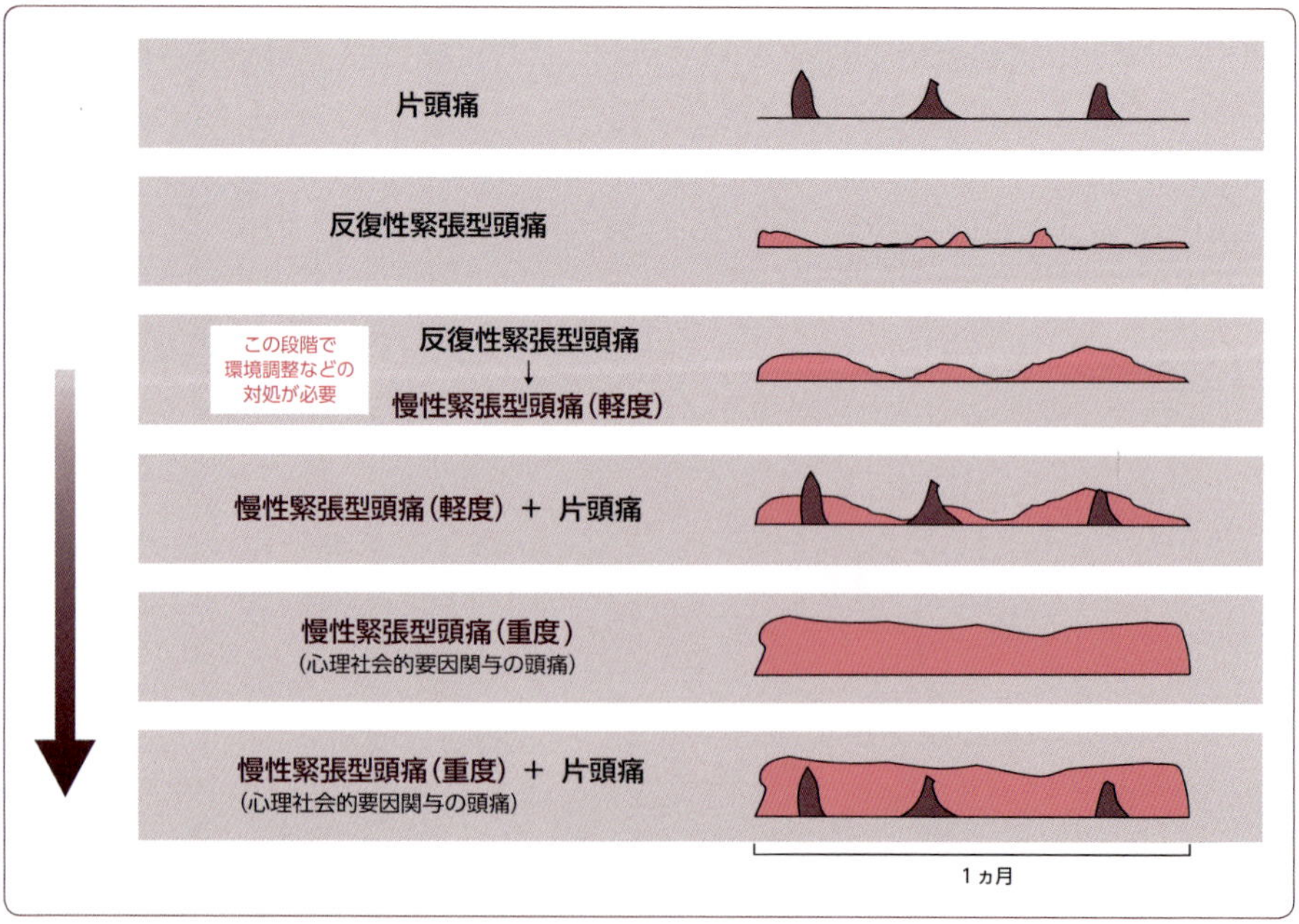

【図4】片頭痛と緊張型頭痛の起こり方と違い（1ヵ月）

慢性連日性頭痛の共存症その①『起立性調節障害』

▼立ちくらみやめまいがあり、昼頃に体調が良くなる
▼主症状が頭痛なのか、循環器症状なのかが重要

小学高学年から、立ちくらみやめまいを主訴に小児科を受診し、「起立性調節障害」と診断される子どもが多くみられるようになります。起立性調節障害は、慢性連日性頭痛とともに起こりやすい病気（共存症）の1つです。11項目の症状のうち3項目が当てはまれば起立性調節障害が疑われ、新起立試験（☞27頁）で4つのタイプに診断されます[1,2]（表22）。

頭痛が強く朝起きられない子どもは、起立性調節障害の症状である「朝なかなか起きられず午前中調子が悪い」が該当します。身体疾患である起立性調節障害は、昼頃には体調が良くなり、遅刻して登校し、部活動をして帰宅するなど普通に過ごし、治療薬が有効なことが多いです。

慢性連日性頭痛と起立性調節障害の共存例で、起立性調節障害の治療効果がみられない場合の多くは、心理社会的要因が関与しています。起立性調節障害は、循環器系の自律神経の機能不全で、頭痛ではなく、立ちくらみやめまいなどの循環器系の症状が主症状です。どちらが主症状なのかが重要なポイントになります。頭痛が主症状の場合、片頭痛、緊張型頭痛、慢性連日性頭痛などの頭痛の診断が重要で、そこから対処法につながります。

［参考文献］
（1）日本小児心身医学会編『小児心身医学会ガイドライン集　改訂2版』南江堂、2015
（2）藤田光江「OD（起立性調節障害）を伴った小児頭痛の治療計画はどうあるべきか」『日本頭痛学会会誌』43（1）、12－14頁、2016

【表22】新起立試験による起立性調節障害の診断

● 起立性調節障害の身体症状項目

1. 立ちくらみ、あるいはめまいを起こしやすい
2. 立っていると気持ちが悪くなる、ひどくなると倒れる
3. 入浴時あるいは嫌なことを見聞きすると気持ちが悪くなる
4. 少し動くと動悸あるいは息切れがする
5. 朝なかなか起きられず午前中調子が悪い
6. 顔色が青白い
7. 食欲不振
8. 臍疝痛をときどき訴える
9. 倦怠あるいは疲れやすい
10. 頭痛
11. 乗り物に酔いやすい

→上記1～11のうち3項目以上が当てはまると起立性調節障害の疑い

● 起立性調節障害の診断

1. 起立直後性低血圧（血圧回復時間≧25秒）
2. 体位性頻脈症候群（起立3分以後の心拍数≧115/分、または心拍数増加≧35/分）
3. 血管迷走神経性失神
4. 遷延性起立性低血圧（起立3～10分経過して収縮期血圧が臥位時の15%以上、または20mmHg以上低下する）

慢性連日性頭痛の共存症その② 『過敏性腸症候群』

▼頭痛とともに反復する腹痛の訴えがある
▼薬物治療の効果が高く、早く気づくことが大切

　慢性連日性頭痛の中高生のなかには、反復する腹痛を訴える子どもがいます。例えば朝登校しようと思うと腹痛が起こり、排便したくなってトイレに入るもののなかなかすっきりせず、トイレにこもり、結局登校できないなどです。登校途中で便意をもよおして家に戻る、学校のトイレで排便するのに抵抗があるなどの登校できない子どもや、教室でおならが出そうという不安で座っていられない子どももいます。これらの症状は「過敏性腸症候群」[1]（☞MEMO）と診断できるものが多く、慢性連日性頭痛よりも薬物治療の効果があるため、症状から病気に早めに気づくことが大切です。

　過敏性腸症候群には、反復性腹痛型、便秘型、下痢型、ガス型の4つのタイプがあります。受診時には慢性連日性頭痛だったのに、しばらくして頭痛は軽減し、腹部症状が強くなり、過敏性腸症候群と診断される子どももいます。心理社会的要因が身体症状になって、ときに頭痛、ときに腹痛として表れるのは、共通の心身の特性があるのかもしれません。

［参考文献］
（1）日本小児心身医学会編『小児心身医学会ガイドライン集　改訂２版』南江堂、２０１５

MEMO　過敏性腸症候群

がんや炎症性腸疾患などの器質的な問題がないにもかかわらず、腹痛や腹部膨満感、下痢や便秘などの便通異常が慢性的に続く。下記の4つのタイプがある。
・反復性腹痛型：へそ周りの腹痛を繰り返す。腹痛は自然に治まることが多い。
・便秘型：まったく便意がない場合と、便意はあっても実際に排便できない場合がある。
・下痢型：泥状便、水様便が多い。
・ガス型：腹部が張り、ガスが多い。

慢性連日性頭痛の共存症その③『精神疾患』

▼慢性連日性頭痛の不登校の子どもでは精神疾患の共存が多い
▼精神疾患で多いのは、平日に頭痛を訴える「不安症群」

治療に難渋する慢性連日性頭痛は、心理社会的要因が関与していることがほとんどですが、長期欠席の場合、明らかな精神疾患の共存も見逃せません。

著者が頭痛専門外来に通院中の患児210人（3ヵ月以上通院している18歳未満）を調査したところ[1]、緊張型頭痛の患児の9割（59人中55人）、緊張型頭痛と片頭痛が共存している患児の7割（70人中50人）に不登校が認められ、これらの子どもたちの頭痛のタイプを詳しく調べると、3ヵ月以上頭痛が続く慢性緊張型頭痛であることがわかりました（図5）。学年別にみてみると、中学1年～高校1年で不登校の比率が高くなっていました（図6）。さらに、これらの不登校の子どもたちすべてに、精神疾患またはその疑い[2]があることがわかったのです（不登校の子ども105人中、不安症群71人、身体症状症20人、うつ病5人、適応障害7人、自閉スペクトラム症2人）。

●どんな精神疾患があるか？

精神疾患の診断には6ヵ月以上続くなどの決まりがあり[2]、疑い病名（確定した診断ではない）のこともあります。子どもの長期欠席を伴う慢性連日性頭痛で多いのは、「不安症群（不安障害）」です。不安症群では、長期休暇中や休日は元気なのに、学校のある平日に頭痛を訴えて登校できないことがあります。休日も元気がなく、食欲がない、涙もろいなどは、子どもの「うつ病」が考えられます。

自分をよく見せたいタイプの子どもが、学校でうまく振る舞えなくなったとき、頭痛などの身体症状が強くなることがありますが、これは「身体症状症（旧 身体表現性障害）」といえます。「適応障害」は、はっきりと確認できるストレス後に強い苦痛を生じるもので、抑うつ気分（憂うつな気分）や不安を伴うものがあります。長期欠席の慢性連日性頭痛に対しては、これらの精神疾患にも注意する必要があります。

［参考文献］
（1）藤田光江 他「不登校の絡む頭痛の対処法と予後」『小児科臨床』70（11）、1667-1672頁、2017
（2）日本精神神経学会 日本語版用語監修『DSM-5 精神疾患の分類と診断の手引』89-160頁、医学書院、2014

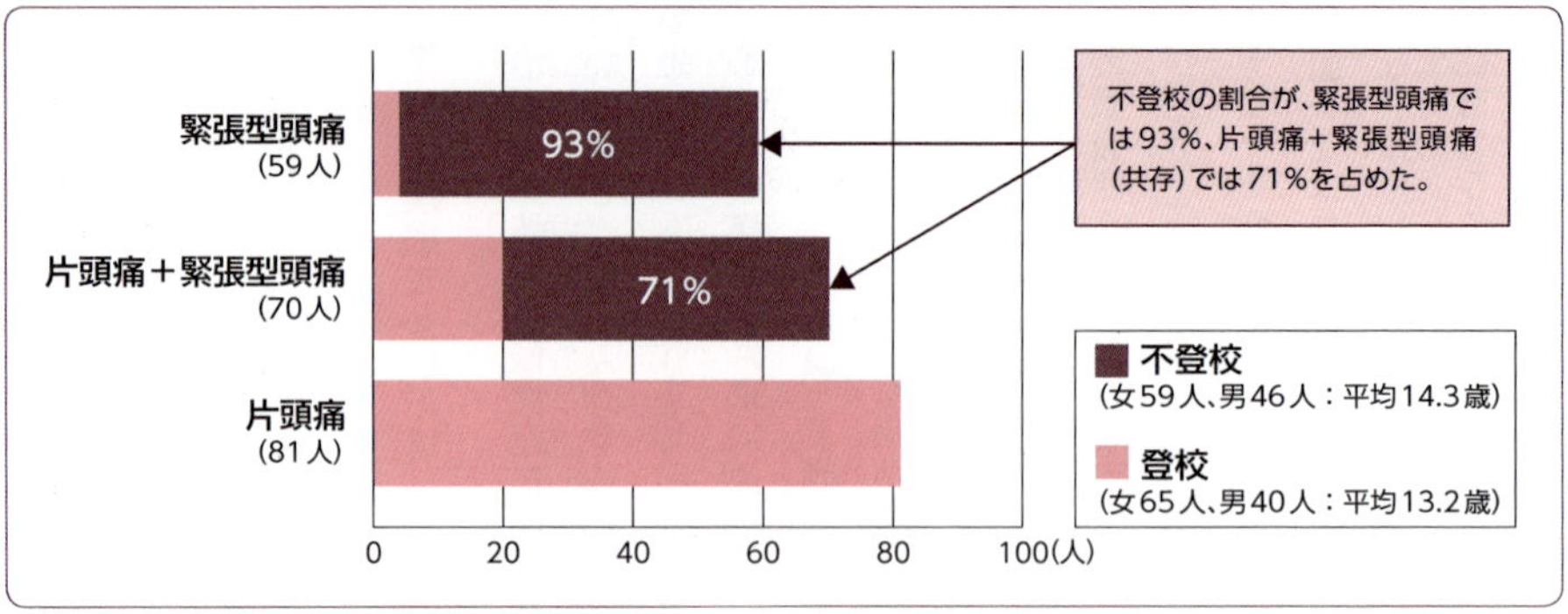

【図5】頭痛のタイプ別にみた不登校の割合

筑波学園病院小児科・東京クリニック小児・思春期頭痛外来に3ヵ月以上通院中の210人を調査した結果(2016年3月)。

注：この調査の「不登校」は、年間30日以上欠席の不登校と年間30日未満の欠席で別室、保健室、放課後登校など学校に繋がっている不規則登校を含む。

(藤田光江 他：不登校の絡む頭痛の対処法と予後. 小児科臨床, 70(11):1667-1672, 2017をもとに作成)

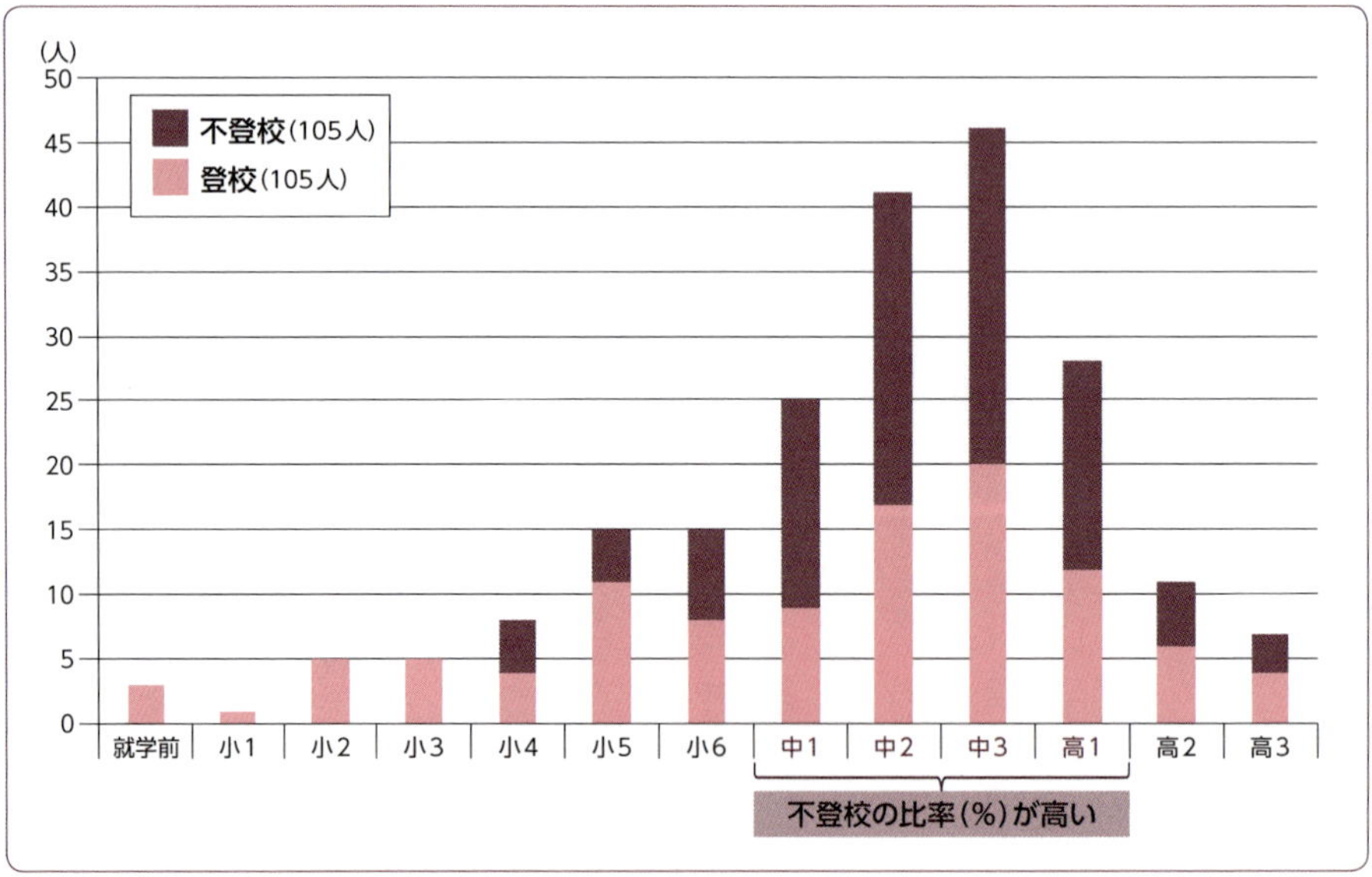

【図6】頭痛小児の各学年別にみた登校と不登校の割合

筑波学園病院小児科・東京クリニック小児・思春期頭痛外来に3ヵ月以上通院中の210人を調査した結果(2016年3月)。

注：この調査の「不登校」は、年間30日以上欠席の不登校と年間30日未満の欠席で別室、保健室、放課後登校など学校に繋がっている不規則登校を含む。

(藤田光江 他：不登校の絡む頭痛の対処法と予後. 小児科臨床, 70(11):1667-1672, 2017をもとに作成)

3-4 二次性頭痛

二次性頭痛の原因疾患は？

▼ **二次性頭痛は、原因疾患のある頭痛**
▼ **なかには命にかかわる頭痛も**

原因疾患のある頭痛を二次性頭痛といいます。表1（55頁と同じ）にあげた頭痛の種類のうち、第2部が二次性頭痛です。

ここで、Part・1「症例編」で紹介した二次性頭痛の症例（☞43～52頁）に、頭痛の種類（どんな原因疾患による頭痛なのか）を当てはめてみると、次のようになります。

・症例1（高血圧）（☞43頁）、症例7（鉄欠乏性貧血）（☞51頁）
↓10 ホメオスターシス障害による頭痛
・症例2（好酸球性肉芽腫）（☞44頁）↓11 頭蓋骨、頸、眼などの障害による頭痛あるいは顔面痛
・症例3（脳出血）（☞45頁）、症例4（もやもや病）（☞47頁）
↓6 頭頸部血管障害による頭痛
・症例5（脳腫瘍）（☞48頁）↓7 非血管性頭蓋内疾患による頭痛
・症例6（帯状疱疹）（☞50頁）↓9 感染症による頭痛

【表1】頭痛の種類〔国際頭痛分類 第3版（2018年）に基づく〕

第1部	**一次性頭痛 →原因となる疾患がない頭痛**
	1. 片頭痛
	2. 緊張型頭痛
	3. 三叉神経・自律神経性頭痛
	4. その他の一次性頭痛疾患
第2部	**二次性頭痛 →原因となる疾患がある頭痛**
	5. 頭頸部外傷・傷害による頭痛
	6. 頭頸部血管障害による頭痛
	7. 非血管性頭蓋内疾患による頭痛
	8. 物質またはその離脱による頭痛
	9. 感染症による頭痛
	10. ホメオスターシス障害による頭痛*
	11. 頭蓋骨、頸、眼、耳、鼻、副鼻腔、歯、口あるいはその他の顔面・頸部の構成組織の障害による頭痛または顔面痛
	12. 精神疾患による頭痛
第3部	**有痛性脳神経ニューロパチー、他の顔面痛およびその他の頭痛 →第1部と第2部に当てはまらない頭痛**
	13. 脳神経の有痛性病変およびその他の顔面痛
	14. その他の頭痛性疾患

・p.78～88で詳しく説明する慢性連日性頭痛はこの表には載っていませんが、一次性頭痛に当てはまります。
*ホメオスターシス障害による頭痛：生体が周囲の環境変化に関わらず体温や血圧などの生理状態を一定に保つ機能をホメオスターシス（恒常性）という。この機能が乱れることによって起こる頭痛。

どんなときに二次性頭痛を疑う？

▼緊急性の度合いに応じて受診を
▼経験したことがない激しい頭痛、嘔吐や手足の麻痺、けいれんや意識障害は要注意
▼もやもや病や脳腫瘍である可能性も

●二次性頭痛を疑う頭痛

二次性頭痛の場合、まずは医療機関を受診する必要性を考えます。表23にあげたような頭痛がある場合には、二次性頭痛が疑われるので、緊急性が高いか低いか、その度合いに応じて医療機関を受診しましょう。

頭痛に発熱が伴えば、間違いなく二次性頭痛と考えられます。頭痛に発熱、嘔吐が伴えば「髄膜炎」、さらにけいれんや意識障害が伴えば「脳炎」の可能性があります。発熱がない場合、前からときどき頭痛があった子どもは、一次性頭痛の片頭痛が考えられます。

一方、今までまったく頭痛の経験がなく、突然強い頭痛を訴えた場合は、子どもではまれですが「くも膜下出血」などによる二次性頭痛が考えられます。くも膜下出血における頭痛以外の症状は頭蓋内圧亢進症状で、悪心・嘔吐、複視（ものが二重に

【表23】医療機関の受診が必要な頭痛（二次性頭痛が疑われる頭痛・症状）

● **発熱のある頭痛**
　1. 嘔吐やけいれんを伴う場合（髄膜炎、脳炎）
　2. 食欲不振など全身状態が悪い場合
● **発熱のない頭痛**
　1. 緊急に大きな病院での受診が必要
　　1）今までに経験したことのない激しい頭痛
　　2）頭蓋内圧亢進症状（悪心・嘔吐、複視など）
　　3）神経症状（失調、手足の麻痺など）
　　4）けいれんや意識障害（特にてんかんと診断されていない場合）
　2. 緊急ではないが早めに受診したほうがよい頭痛
　　1）最近発症した頭痛
　　2）以前からの頭痛が重度や頻度を増すなど変化したとき
　　3）後頭部痛
　　4）睡眠中目が覚める頭痛が多い
　　5）朝の嘔吐を伴う頭痛（脳腫瘍の疑い）
　　6）大きな息をしたとき、からだの力がぬける（もやもや病の疑い）

見える）があります。頭蓋内圧亢進症状とは、頭蓋内圧（頭蓋骨に囲まれた脳の入っている部分の圧）が高くなる（亢進）ことによる症状です。失調（歩行がよろめくなど）、手足の麻痺などの神経症状があり、けいれんや意識障害があれば、緊急性のある二次性頭痛の可能性が強いです。

●緊急に医療機関が必要な頭痛

今までに経験したことがない激しい頭痛、嘔吐や手足の麻痺、けいれんや意識障害がある場合は、救急車を呼んで、緊急に大きな病院での受診が必要です。発熱がある頭痛で、嘔吐、さらにけいれんや意識障害があれば、やはり緊急に受診する必要があります。ただし、てんかんと診断され治療されている場合は、あらかじめ主治医から聞いている対処法でよいでしょう。

●緊急ではないが、早めに受診したほうがよい頭痛

今まで頭痛がなかったのに、最近発症した頭痛や以前からあった頭痛が強くなったり、回数が増えたりした場合は、早めに、できれば頭痛を専門とする外来（頭痛専門外来）を受診したほうがよいでしょう。

片頭痛は前頭側頭部の痛みなので、子どもの後頭部痛は注意が必要とされますが、国際頭痛分類 第3版では具体的な病気は示されていません。片頭痛は睡眠中に起こり、目が覚めることはありますが、たまに起こる頭痛です。睡眠中に目が覚める頭痛の回数が多い、朝に嘔吐を伴う頭痛が続く場合は「脳腫瘍」（☞92頁）などの可能性があり、画像検査が必要になります。頭痛や嘔吐の他、視力障害、歩行障害などの症状が少しずつ進行していく場合も、脳腫瘍の可能性があります。

「もやもや病」（☞92頁）は、頭痛のみの症状で受診することが多く、特に年少児には「大きな息をしたとき、体の力がぬけるか」と必ず聞いています。また、子どもでは上気道感染後、「鼻副鼻腔炎」を起こして頭痛を生じることもあります。鼻汁や鼻閉（鼻づまり）の他、朝に痛みが強く午後は軽くなる、下を向いたり頭部を前屈したりすると痛みが強くなる場合は、耳鼻咽喉科での受診が必要です。

●様子をみてよい二次性頭痛

発熱を伴う頭痛があっても、少し熱が下がると元気があり、食欲もある場合は様子をみてよいでしょう。発熱が伴わない頭痛では、日常生活が送れていて、子どもが困っていない場合は様子をみてよいのですが、頭痛が続くときは二次性頭痛が潜んでいることもあるので、一度は受診することをお勧めします。

子どもに比較的多い二次性頭痛は？

▼10歳未満で発症の多いもやもや病
▼子どものがんに多い脳腫瘍

●もやもや病

もやもや病は、ウィリス動脈輪閉鎖症ともよばれ、頭蓋内の両側内頸動脈終末部に慢性進行性の狭窄を生じ、血液を供給するために側副路として太い血管から血管が枝分かれし、脳底部に異常血管網（脳底部もやもや血管）が形成される疾患です。わが国の有病率は人口10万人当たり3・16人で、男女比は1対1・8〜1・9と女性に多く、アジアで多発する疾患です。

発症年齢は、10歳未満に大きなピークがあり、さらに20歳代後半〜30歳代にかけて緩やかなピークがみられます。小児の場合では脳虚血症状が特徴的です。これは、脳血管が収縮し血流不足になるため起こる症状で、大笑いしたり大泣きをしたりした後に、しびれや脱力を生じます（二次性頭痛の症例4、☞47頁）。成人では脳虚血症状の他に、頭蓋内出血症状で発症するものが多く、厚生労働省の難病対象疾患に指定されています。

もやもや病は頭部ＣＴ検査では発見できず、診断は頭部ＭＲＡ検査（脳の血管が立体的に抽出される検査）、あるいは脳血管撮影を行います。子どもの頭痛で頭部ＭＲＩ検査（脳の磁気共鳴画像）を行う場合は、必ずＭＲＡも行うことが、もやもや病を見逃さないために必須となります。もやもや病は脳神経外科で手術が必要ですが、「症例編」の二次性頭痛で解説した6歳女児（症例4☞、47頁）は、間接的血行再建術（浅側頭動脈を切断せずにそのまま脳表に置く方法）が行われ、脳虚血症状はなくなり経過は良好でした。

●脳腫瘍

脳腫瘍の発生率は10万人に10人くらいといわれ、がん全体の5％以下に過ぎません。ところが子どもでは脳腫瘍は白血病の次に多く、子どものがんにおいてはおよそ20％を占めます。

脳腫瘍の症状は、頭蓋内圧（頭蓋骨に囲まれた脳の入っている部分の圧）が高くなる（亢進）ことによる頭痛や嘔吐、手足の麻痺、歩行がおぼつかない、よろける、顔面がゆがむ、眼の動きがおかしい、視力が低下する、異常に水分を欲しがり尿が多い、けいれん発作を起こすなどがあります。頭痛以外の症状があり、少しずつ進行していく場合は、必ず脳腫瘍を念頭において、画像検査のできる病院への受診が必要です。

Part.2

頭痛の基礎知識編

第2章

医療機関での対応

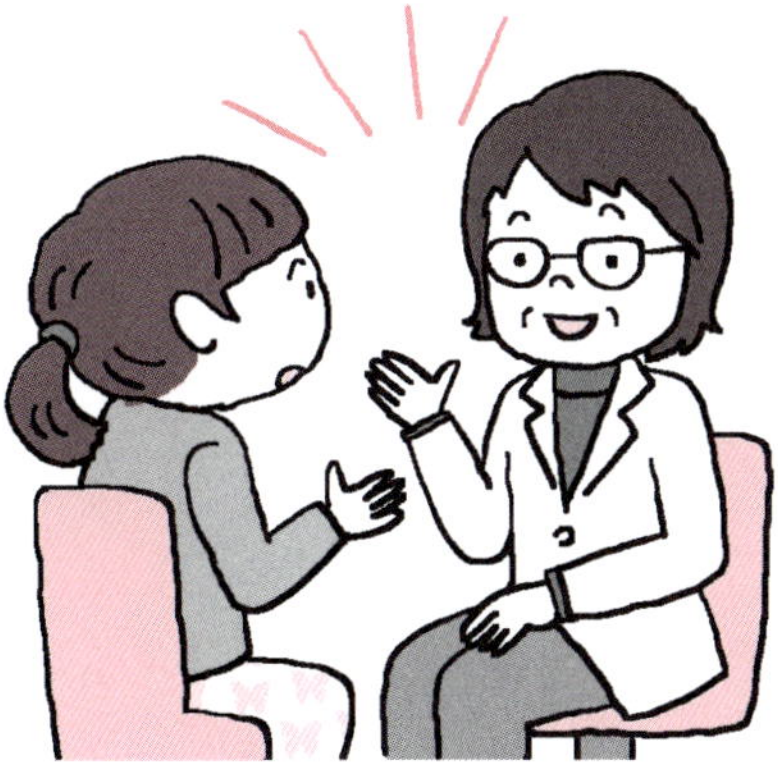

① 受診のしかた

▼子どもの体の状態から、受診するタイミングと受診先を考えよう
▼頭部外傷では、意識を失っていたかどうかが重要
▼健康保険証以外にも、あると役立つ書類（紹介状、検査結果など）を準備

●どんな頭痛だったら、どこを受診する？（表1）

＊発熱、咳、腹痛など頭痛以外の症状がある・他の身体症状がある場合

感染症の症状があって頭痛を訴えている場合、子どもの症状をみて受診を決めます。食欲があり元気であれば様子をみてよいですが、体調（全身状態）が悪ければ受診したほうがよいでしょう。

感染症の症状がない場合は、第1章の表23（☞90頁）に示したように、医療機関の受診が必要な頭痛があります。「緊急に受診したほうがよい頭痛」と、緊急ではないけれど「早めに受診したほうがよい頭痛」を知っておくと、いざというときに慌てずにすみます。緊急性があると判断した場合は、画像検査のできる大きな医療機関を、緊急性がないと判断した場合は、いつもの子どもの様子を知っているかかりつけ医を受診しましょう。

＊頭部外傷

頭部外傷は子どもに多くみられます。小児科にも、乳児ではソファーから落ちた、小学生であれば鉄棒から落ちたなど、軽い頭部の打撲で受診してくることがあります。たんこぶは、打撲部の皮下出血（皮膚の内側の皮下組織の血管が切れて出血すること）なので、冷やして様子をみれば大丈夫です。頭部打撲は保護者が見ていない場合が多く、頭を打ったときに意識を失っていたかどうかを、できれば見ていた人から確認します。打撲したときに意識を失っていたようであれば、現在の状態がふつうでも、念のため脳神経外科を受診したほうがよいでしょう。そうでなくても、24時間以内に嘔吐したり意識がもうろうとするような場合は、脳神経外科のある病院の救急外来を受診しましょう。まれではありますが、じわじわと症状が進む急性硬膜下出血（☞MEMO）という病気があるからです。

＊原因疾患のない一次性頭痛

原因となる疾患のない一次性頭痛の片頭痛や緊張型頭痛と思われる場合、毎日の生活で困っていなければ急いで受診する必要はありません。学校での保健室利用、遅刻、早退、欠席が多い、習い事の欠席が多いなど、生活の支障度が高い場合は、まずかかりつけ医に相談し、場合によってはさらに頭痛

MEMO　急性硬膜下出血
頭蓋骨のすぐ内側にある硬膜と脳の間に血液がたまり、脳を圧迫する。それにより意識障害や麻痺などの症状があらわれることがある。

に詳しい医師のいる外来（脳神経外科や頭痛専門外来）を紹介してもらうとよいでしょう。

頭痛専門外来に通院しているのに頭痛が続き、学校の欠席が多い場合は、セカンドオピニオンとして頭痛外来に限らず他の精神神経科などに相談することをお勧めします。この場合、子どもの心身の発達や学校生活に詳しい小児科外来（子どものこころの外来、児童精神科）への受診が望ましいでしょう。

●受診時の準備品（表1）

受診時に必要なのは、どの医療機関でも健康保険証と、あれば医療福祉費受給者証です。初診時に紹介状（診療情報提供書）があると、今までの治療の経過がわかるので、できれば通院している医師に頼んで書いてもらい持参しましょう。紹介状を頼みにくい場合は、メモ程度でもいいので、それまでの経過の記録があれば役に立ちます。紹介状がなくても、画像検査データを記録したＣＤ－ＲＯＭや、血液・尿検査の結果があれば持参することは、再度の検査が不要になるため大切です。

また、これまでの薬による治療歴を知ることができるので、お薬手帳も持参しましょう。著者の場合、すでに片頭痛と診断されている子どもであれば、これまで使っていた鎮痛薬などの治療薬の種類と効き方、頭痛の予防薬を使用している場合はそれが有効かどうかをたずねています。子どもの頭痛に薬が効いているかどうかは、その様子を日々観察している保護者からの話も役立ちます。

とくに慢性連日性頭痛の子どもでは、起立性調節障害と診断されて治療されている場合もあるので、治療薬の種類を確認することが重要となります。

頭痛ダイアリーは、片頭痛の場合は、記録したのが子ども本人でも保護者でも問題はありません。しかし、慢性連日性頭痛の場合、保護者が頭痛ダイアリーを記入することで、子どもの頭痛が増強することがあるため、著者の診察ではその点を考慮してダイアリーの記録内容を確認しています（☞107～110頁）。

【表1】子どもの頭痛で医療機関を受診するとき

● 子どもが頭痛を訴えた場合、どこを受診したらいい？
- 緊急性があると判断→救急外来
  （☞第1章二次性頭痛、89～92頁）
- 緊急性がないと判断→かかりつけ医
- もっと詳しく知りたいとき→頭痛専門外来

● 準備するものは？
- 健康保険証、お薬手帳、あれば医療福祉費受給者証
- 手に入る場合は検査結果（これまで頭痛で受診している場合）
- あれば頭痛ダイアリー
- 紹介状（診療情報提供書）

② どんな診察が行われるの？
……初診時の流れ（著者の頭痛専門外来での場合）

- ▼頭痛の診察は、問診・聴診・視診・触診
- ▼問診票は診断の手がかりとしてとても重要
- ▼問診では、子ども自身による頭痛の表現が大切

● 問診

診察前に問診票（表2）を記入してもらい、それに基づき内容を確認して、口頭で詳しく聴いていきます。問診票を見ながら、子どもに向かって質問しますが、保護者が今までの子どもの頭痛について語り出すことがあります。そうした場合は「申し訳ありません。お家の方からは後で伺うので、一旦、外の待合室でお待ちいただけますか？」とお願いし、まずは子ども自身から、子どもの表現で話を聴くようにしています。

自覚症状である頭痛は言葉で表現することが難しいので、子どもから要領よく聞き出すために工夫をしながら問診しています。繰り返す頭痛を訴えて初めて受診した子どもには、診察前に問診票の記入をお願いし、診察時にチェックするようにしています。問診票は、著者も執筆に関わった小児心身医学会ガイドライン集（改訂第2版）[1]に掲載されたものを使用しています（表2）。問診票の回答内容からどんなことがわかるのか、98頁から詳しく解説します。

● 受診歴、検査、使用中の薬の確認

他の医療機関での受診歴、検査の年月日、使用中の薬を確認します。前医からの紹介状（診療情報提供書）があれば、その内容から今までの経過を知ることができます（☞95頁、受診のしかた）。

● 診察

診察では、目でみて（視診）、耳で聴いて（聴診）、手で触れて（触診）みることが大切になります。

「視診」では、診察室に入ってきたときの歩き方の様子、椅子の座り方などをみます。質問に対する受け答えとその内容、表情、付き添いの保護者との関係を観察します。また顔色、皮疹（皮膚の病変）、口腔内、喉（のど）の所見など身体の状態をみます。

「聴診」では、心音（心雑音、不整脈など）、呼吸音を聴きます。

「触診」では、頭痛や頸部痛（首の痛み）の部位、腹部を触診します。

血圧測定がまだ行われていない場合は、診察時に行います。

［参考文献］
（1）日本小児心身医学会編『小児心身医学会ガイドライン集　改訂2版』南江堂、2015

【表2】頭痛問診票

小児・思春期頭痛問診票

名前：　　　年齢：　　　歳　身長：　　　cm　体重：　　　kg

1. 頭痛はいつ頃から始まりましたか？
①1週間以内　②1～4週間前　③1～6ヶ月前　④それ以前（　　歳頃から）

2. 頭痛は片側性ですか？
①はい　②いいえ　③不明
①はいの場合（1.右　2.左　3.決まっていない）

3. 頭痛の部位はどこですか？
①眼の奥　②前頭部　③頭頂部　④後頭部・項部（うなじ）　⑤側頭部（こめかみ）　⑥頭全体　⑦不明

4. 頭痛の程度は？
①がまんできる　②勉強、遊び、仕事を中断してしまう
③階段を昇るなどの日常の動作で頭痛が強くなる

5. 頭痛はどんな性質の痛みですか？
①拍動性（ズキンズキン、ガンガンする）　②鈍痛（圧迫感または締め付け感）
③その他（　　　　）

6. 頭痛はどのくらいの頻度で起こりますか？
①月に1日以内　②月に2～4日　③月に5～14日　④月に15日以上

7. 頭痛は長い時間でどのくらい続きますか？
①2時間未満　②2～3時間　③4時間～1日　④1～3日　⑤ほぼ持続的

8. 頭痛は1日のうちいつ起こりますか？
①朝～午前中　②午後～夕方　③夜　④決まっていない

9. 頭痛はどのように始まりますか？
①突然始まる　②徐々に始まる

10. 頭痛が始まる前に何か前ぶれはありますか？
①眼の前が急に暗くなりピカピカ、チカチカする　②不機嫌になる　③顔が青くなる
④物が見えにくくなる　⑤おしゃべりがしづらくなる　⑥まわりがグルグル回って見える
⑦耳鳴りがする　⑧耳が聞こえづらくなる　⑨物が二重に見える　⑩よろめいたり倒れやすくなる
⑪両手足がチクチクしたりムズムズしたりする　⑫意識がぼんやりする　⑬両手足が動きづらくなる
⑭ない

11. 10.で答えた前ぶれは長い時でどの位続きますか？
①4分以内　②4分～1時間　③1時間以上

12. 頭痛と10.で答えた前ぶれの関係はどうですか？
①前ぶれの後数分から1時間以内に頭痛が起きる　②前ぶれとほぼ同時に頭痛が起きる
③前ぶれの前に頭痛が起きる

13. 頭痛に誘因はありますか？
①疲労　②睡眠不足　③不安　④人ごみ　⑤精神的緊張（ストレス）　⑥天候　⑦運動
⑧食物（チーズなど）　⑨におい（香水、タバコなど）　⑩その他（　　　　）
⑪ない

14. 頭痛に次の症状が伴いますか？
①吐き気　②嘔吐　③立ちくらみ　④めまい　⑤肩こり　⑥意識がぼんやりする　⑦顔が青くなる
⑧頭痛後の睡眠　⑨睡眠後頭痛が軽くなる　⑩まぶしくなる　⑪音に過敏になる
⑫においに敏感になる　⑬腹痛　⑭ない

15. 頭痛をもつ人が家族にいますか？
①父　②母　③兄弟　④姉妹　⑤祖父（父方、母方）⑥祖母（父方、母方）　⑦いない

16. 今までに次の病気にかかったことがありますか？
①周期性嘔吐症（自家中毒症）　②熱性けいれん　③無熱性けいれん（てんかん発作）
④出生時の異常（　　　　）
⑤頭部外傷（　　歳　状況：　　　　）　⑥髄膜炎　⑦脳炎
⑧臍疝痛（時々おなかが痛くなる）　⑨喘息　⑩アトピー性皮膚炎　⑪アレルギー性鼻炎・結膜炎
⑫近視　⑬遠視　⑭副鼻腔炎　⑮難聴　⑯ない　⑰その他（　　　　）

17. 次の状態が以前、または今もありますか？
①どもり　②病的潔癖　③夜泣き　④ねぼけ　⑤不眠　⑥夜尿　⑦頻尿・遺尿　⑧爪かみ
⑨チック　⑩食欲不振　⑪体重減少　⑫不登校・不規則な登校　⑬乗り物酔い
⑭大きな息をした後からだの力がぬける　⑮その他（　　　　）

18. 頭痛の症状は休日に軽減する傾向はありますか？
①とてもある　②ある程度はある　③あまりない　④全くない

19. 最近、ご本人の家庭などの様子で何か気になることがありますか？
①ない　②ある（　　　　）

20. この質問を回答した人はどなたですか？
①母　②父　③本人　④祖母　⑤祖父　⑥姉　⑦兄

（「日本小児心身症学会 編：くり返す子どもの痛みの理解と対応ガイドライン，小児心身医学会ガイドライン集―日常診療に活かす5つのガイドライン，改訂第2版，p.266-267，2015，南江堂」より許諾を得て転載）

③ 問診票からわかること（表2、☞97頁）

問診1 頭痛はいつ頃から始まりましたか？

例えば中学1年の秋に、連日性の頭痛で登校できなくなった子どもが、小学校時代にもたまに頭痛があった場合には、片頭痛が基礎にあり、何らかの要因があって頭痛が慢性化したと考えられます。以前には風邪以外で頭痛の経験がなく、ある時期から連日性の頭痛が始まった場合には、緊張型頭痛が考えられるなど、問診である程度、推測することができます。

問診2 頭痛は片側性（片方の痛み）ですか？

片頭痛は、18歳未満は両側性頭痛（頭の両側が痛む）が多いのですが、片側性（頭の片方が痛む）の場合は、その場所を触って確認します。

問診3 頭痛の部位はどこですか？

「①眼の奥」「②前頭部」「③頭頂部」「④後頭部・項部（うなじ）」「⑤側頭部（こめかみ）」「⑥頭全体」「⑦不明」

「①眼の奥」「②前頭部」「③頭頂部」「⑤側頭部（こめかみ）」であれば片頭痛と考えてよいですが、「④後頭部・項部（うなじ）」と「⑥頭全体」は、片頭痛以外の緊張型頭痛や二次性頭痛も考えます。実際に痛みを感じる部分を子どもに触ってもらい、その場所を触診します。ただし、受診時に「よくわからない」と言う子どももいます。

問診4 頭痛の程度は？

「①がまんできる」「②勉強、遊び、仕事を中断してしまう」「③階段を昇るなどの日常の動作で頭痛が強くなる」

「②勉強、遊び、仕事を中断してしまう」場合や「③階段を昇るなどの日常の動作で頭痛が強くなる」場合は、片頭痛の可能性がありますが、「①がまんできる」のは片頭痛ではなく、緊張型頭痛の可能性があります。

片頭痛は、「中等度～重度の頭痛で、日常的な動作（歩行や階段昇降など）により頭痛が増悪する、あるいは頭痛のために日常的な動作を避ける」と診断基準にあります。外来受診時に、今頭痛があるかを聞き、痛みがあるという場合は、診察室に入ってくる様子や椅子に座っている様子を観察して、痛みの程度を客観的に判断します。家族に、頭痛を訴えているときの子どもの行動について話を聴くことも役に立ちます。

緊張型頭痛は、片頭痛よりも痛みが軽度で（日常生活での支障が少ない）、診断基準では軽度～中等度の痛みです。

問診5　頭痛はどんな性質の痛みですか？

「①拍動性（ズキンズキン、ガンガンする）」「②鈍痛（圧迫感または締め付け感）」「③その他」

痛みの性質について、片頭痛は、①のような拍動性頭痛、緊張型頭痛は②のような非拍動性頭痛と診断基準にあります。しかし、年少児ほど判断しにくいので、片頭痛の他の症状も参考にして診断を行います。

問診6　頭痛はどのくらいの頻度で起こりますか？

「①月に1日以内」「②月に2〜4日」「③月に5〜14日」「④月に15日以上」

片頭痛は発作性頭痛（急に起こって短期間で治まる）で、頻度は子どもも大人も月に2〜4日くらいです。月に15日以上の頭痛が3ヵ月以上続くものを慢性連日性頭痛（☞98頁）とよび、これは学校の欠席など生活への支障度が高い頭痛です。

問診7　頭痛は長い時間でどのくらい続きますか？

「①2時間未満」「②2〜3時間」「③4時間〜1日」「④1〜3日」「⑤ほぼ持続的」

片頭痛の持続時間は、成人は4〜72時間ですが、18歳未満では2〜72時間としてよいかもしれないとされています。片頭痛発作中に眠ってしまい、目覚めたときには頭痛が治っている場合は、発作の持続時間は目覚めた時刻までとします。

強い頭痛の場合で、片頭痛の特徴があり、2時間未満の頭痛であれば、片頭痛の疑いとなります。⑤のほぼ持続的な頭痛は、72時間以内で終わる片頭痛とは診断できず、だらだら続く緊張型頭痛と考えられます。

問診8　頭痛は1日のうちいつ起こりますか？

「①朝〜午前中」「②午後〜夕方」「③夜」「④決まっていない」

片頭痛は、後で述べるように何らかの誘因が頭痛発症のきっかけになることはありますが、頭痛発作が起きる時刻は決まっていません。そのため、毎朝起きる頭痛や、夕方のみに起こる頭痛は片頭痛だけとはいえず、緊張型頭痛の共存が疑われます。

問診9　頭痛はどのように始まりますか？

「①突然始まる」「②徐々に始まる」

片頭痛は、成人は頸部のこり（首こり）、子どもは生あくびなどの「予兆」がみられることがあります。回数は片頭痛と同じようでも、片頭痛のような予兆がなく、突然発症する頭痛は、てんかん（☞56頁）に関連した頭痛の可能性もあり、脳波検査が必要になります。

問診10 頭痛が始まる前に何か前ぶれはありますか?

「①眼の前が急に暗くなりピカピカ、チカチカする」「②不機嫌になる」「③顔が青くなる」「④物が見えにくくなる」「⑤おしゃべりがしづらくなる」「⑥まわりがグルグル回って見える」「⑦耳鳴りがする」「⑧耳が聞こえづらくなる」「⑨物が二重に見える」「⑩よろめいたり倒れやすくなる」「⑪両手足がチクチクしたりムズムズしたりする」「⑫意識がぼんやりする」「⑬両手足が動きづらくなる」「⑭ない」

前ぶれは前兆といわれ、頭痛前に起きる症状です。「①眼の前が急に暗くなりピカピカ、チカチカする」「④物が見えにくくなる」場合は典型的前兆を伴う片頭痛で、①は閃輝暗点《せんきあんてん》といわれている前兆です。

「⑤おしゃべりがしづらくなる」「⑥まわりがグルグル回って見える」「⑦耳鳴りがする」「⑧耳が聞こえづらくなる」「⑨物が二重に見える」「⑩よろめいたり倒れやすくなる」「⑫意識がぼんやりする」場合は、脳幹性前兆を伴う片頭痛の前兆が考えられます。「⑬両手足が動きづらくなる」という症状は片麻痺性片頭痛の症状です。「⑭ない」場合は前兆のない片頭痛と診断されます。

問診11 10で答えた前ぶれは長い時でどの位続きますか?

「①4分以内」「②5分~1時間」「③1時間以上」

問診12 頭痛と10で答えた前ぶれの関係はどうですか?

「①前ぶれの後数分から1時間以内に頭痛が起きる」「②前ぶれとほぼ同時に頭痛が起きる」「③前ぶれの前に頭痛が起きる」

前兆の持続時間が5~60分であるかを確認します。また、その症状が、頭痛が起きる前であれば「前兆」、頭痛が始まってからであれば「頭痛の随伴症状」とみなします。

問診13 頭痛に誘因はありますか?

「①疲労」「②睡眠不足」「③不安」「④人ごみ」「⑤精神的緊張（ストレス）」「⑥天候」「⑦運動」「⑧食物（チーズなど）」「⑨におい（香水、タバコなど）」「⑩その他」「⑪ない」

片頭痛の誘因について、「わからない」と答える子どもも少なくありません。一方、はっきり認識している子どももいます。低気圧が近づいた日に、片頭痛をもつ母親と同じ頃に頭痛発作が起きたと聞くことがあります。太陽や蛍光灯の光が目に入ったことが誘因となり、頭痛が始まることもあります。

子どもは、寝過ぎよりも睡眠不足が頭痛の誘因となるので、就寝時刻を1時間早めたところ、頭痛が減少した小学生もいます。初経以降の女児には、月経に関連する片頭痛も配慮します（☞120頁）。

問診14　頭痛に次の症状が伴いますか？

「①吐き気」「②嘔吐」「③立ちくらみ」「④めまい」「⑤肩こり」「⑥意識がぼんやりする」「⑦顔が青くなる」「⑧頭痛後の睡眠」「⑨睡眠後頭痛が軽くなる」「⑩まぶしくなる」「⑪音に過敏になる」「⑫においに敏感になる」「⑬腹痛」「⑭ない」

「①吐き気」「②嘔吐」「⑩まぶしくなる」「⑪音に過敏になる」があれば、片頭痛の診断となります。テレビがついている部屋にはいられず、静かな暗い部屋を好む場合は、⑩のような光過敏、⑪のような音過敏があると判断します。

「①吐き気」「②嘔吐」があり、「⑧頭痛後の睡眠」もあれば、年少児ではてんかんと関連した頭痛を考え、脳波検査も考慮します。「③立ちくらみ」「④めまい」は起立性調節障害（第1章 慢性連日性頭痛の共存症、☞85頁）の症状の可能性があります。

問診15　頭痛をもつ人が家族にいますか？

「①父」「②母」「③兄弟」「④姉妹」「⑤祖父（父方、母方）」「⑥祖母（父方、母方）」「⑦いない」

片頭痛は家族集積性（ある種の疾患異常の発生が特定の家族に集中してみられる現象）のある疾患で、家族に頭痛をもつ人が70％を超えます（第1章 片頭痛、☞73頁）。一方、家族に頭痛をもつ人がいない場合、子どもの頭痛が片頭痛ではない確率が高いのですが、家族歴に片頭痛がなくても30％近くは片頭痛がありうるので慎重に判断します。

問診16　今までに次の病気にかかったことがありますか？

「①周期性嘔吐症（自家中毒症）」「②熱性けいれん」「③無熱性けいれん（てんかん発作）」「④出生時の異常」「⑤頭部外傷」「⑥髄膜炎」「⑦脳炎」「⑧臍疝痛（時々おなかが痛くなる）」「⑨喘息」「⑩アトピー性皮膚炎」「⑪アレルギー性鼻炎・結膜炎」「⑫近視」「⑬遠視」「⑭副鼻腔炎」「⑮難聴」「⑯ない」「⑰その他」

これらの病気は、直接今の頭痛と関係がないものもありますが、①～⑮は子どもに多い病気をあげています。

片頭痛のサブタイプには、片頭痛に関連する周期性症候群があり、そのなかに周期性嘔吐症候群や、腹部片頭痛が含まれます。症例数は少ないのですが、①の「周期性嘔吐症」や腹部片頭痛から片頭痛に移行した例もあります（片頭痛の症例4と5、☞7～8頁）。

問診17　次の状態が以前、または今もありますか？

「①どもり」「②病的潔癖」「③夜泣き」「④ねぼけ」「⑤不眠」「⑥夜尿」「⑦頻尿・遺尿（尿をもらす）」「⑧爪かみ」「⑨チック」「⑩食欲不振」「⑪体重減少」「⑫不登校・不規則な登校」「⑬乗り物酔い」「⑭大きな息をした後からだの力がぬける」「⑮その他」

片頭痛発作がたまにあった子どもが、思春期になって連日性頭痛を訴え、学校の欠席が増え始めることがあります。この場合、子どもの性格特性が関与するので、①〜⑫の状態は心身症に関連した症状としては参考になります。「⑫不登校・不規則な登校」は初診時に申告しにくい場合もありますが、頭痛を訴える子どもの生活をみる上で、この項目は重要です。「⑬乗り物酔い」は片頭痛や起立性調節障害と関連し、「⑭大きな息をした後からだの力がぬける」は、もやもや病を疑わせる症状です。

問診18　頭痛の症状は休日に軽減する傾向はありますか？

「①とてもある」「②ある程度はある」「③あまりない」「④全くない」

毎朝頭痛を訴えて登校できない子どもが、休日には楽そうで、特に長期休暇の前半は症状が消失するとよく聞きます。頭痛ダイアリーを記載しているうちに子ども自身がこの事実に気づき、学校でのストレスに立ち向かうきっかけになることもあります（頭痛ダイアリーの図7、☞115頁）。

問診19　最近、ご本人の家庭などの様子で何か気になることがありますか？

この回答欄には保護者からの心配事が書かれていることが多く、例えば「学校で片頭痛が起きたときにさぼっていると教師から言われた」、「最近赤ちゃん返りの症状が多い」、「スマホの使用時間が多く頭痛の原因でないか」などさまざまです。保護者自身の心配事や家庭内のごたごたが書かれていることもあります。

問診20　この質問を回答した人はどなたですか？

「①母」「②父」「③本人」「④祖母」「⑤祖父」「⑥姉」「⑦兄」

問診票は、子どもに聞きながら保護者が記載することが多いですが、中学生以上では通常子ども自身が記入しています。

④ 診察では保護者はどうすればいい？

▼ 片頭痛では、親の観察や説明が役に立つ
▼ 慢性連日性頭痛では、子ども自身による表現を大切に

● 片頭痛の場合

片頭痛は発作性の頭痛がたまにあって、強い頭痛で嘔吐などを伴うこともあり、親が心配になって受診するケースが多いです。受診時は子どもに頭痛がないのがふつうで、年少児ほど過去の頭痛を覚えていないことも多く、うまく説明できません。まず子どもに向かって聞きますが、子どもが頭痛を訴えているときの保護者の観察のメモや説明が役に立ちます。

また、保護者に頭痛があるときは、保護者自身の頭痛の様子や使用している薬とその効果を聞いて、頭痛の種類を判断します。保護者、特に母親に多いのは、片頭痛とともに鎮痛薬の使い過ぎによる頭痛（薬物乱用頭痛）で、この場合は大人の頭痛専門外来を受診するよう勧めます。

● 慢性連日性頭痛の場合（さなぎの話）（図1）

問診開始時、子どもに向かって「今、頭痛がある？」と聞いているのに、子どもが発言する前に、いかにつらい頭痛が毎日あるかを保護者が語り出すことがあります。その場合は、「申し訳ありません。お家の方からは後で伺うので、一旦、外の待合室

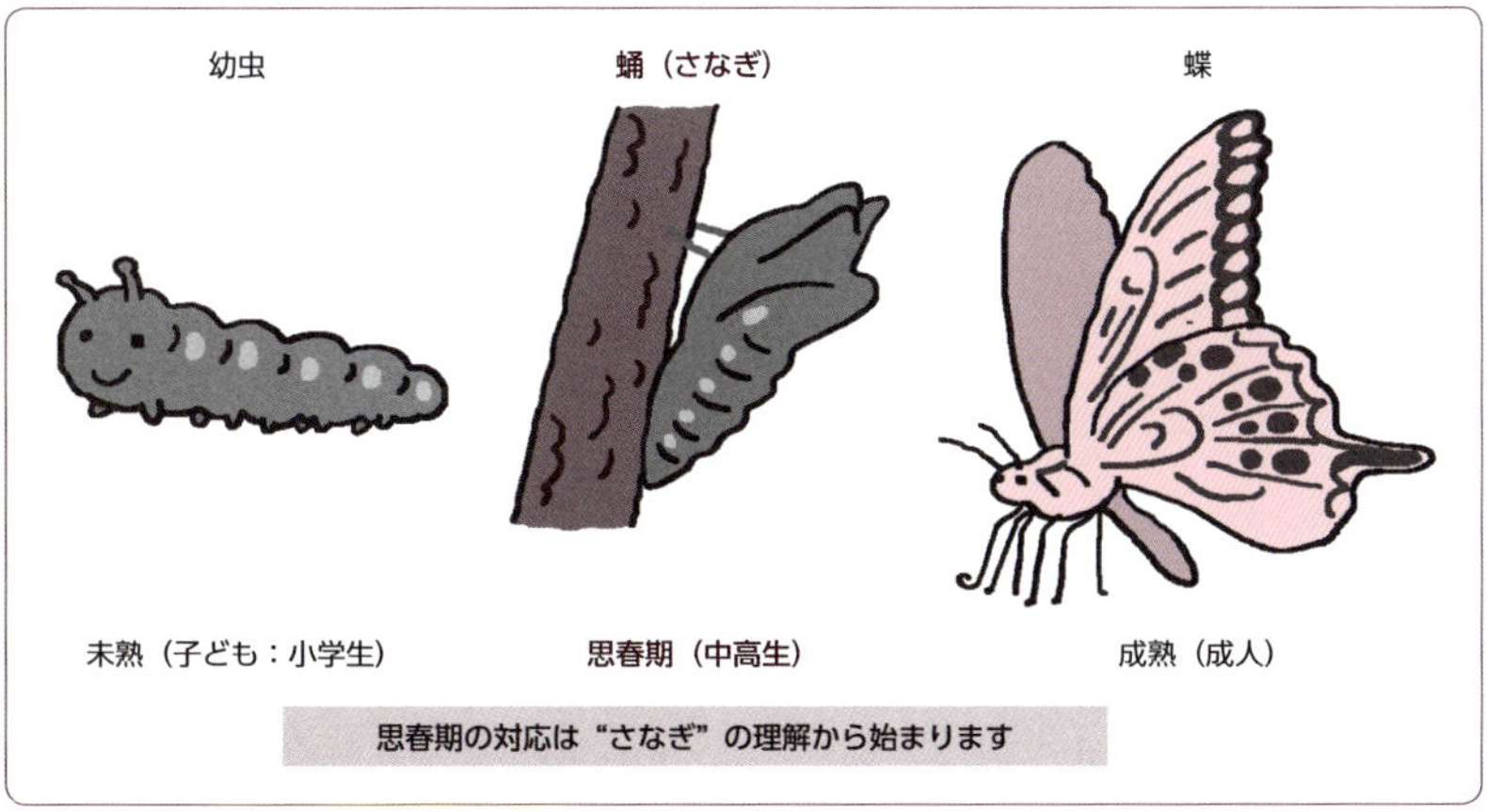

【図1】思春期は蛹化（ようか）時期

でお待ちいただけますか?」と診察室から出てもらっています。

また、両親と子どもで受診し、おもむろにノートやパソコンを出して、一言も聞き漏らすまいと身構える父親もいます。子どもの頭痛を母親が詳しく記録したダイアリーを持参することもあります。

親として子どもの頭痛で本当に困っているのはよくわかります。しかし冷たいようですが、慢性連日性頭痛の場合は、子どもからのつたない説明のほうが保護者の説明より貴重ですし、真実が含まれていると思われます。そのため、保護者とは別に、まず子どもから頭痛や生活環境について聞き、その後に子どもには診察室を出てもらい、保護者の話を聞くようにしています。

特に母親の場合、子どもが頭痛で不登校になっている状況を涙ながらに話すことも多く、初診時はできるだけ時間をかけて聴くようにしています。そして、「慢性連日性頭痛は、頭痛薬が効かず、子どもが成長することで治っていくので、環境を整えて待つことが重要です」と話します。このとき、「たとえば思春期はアゲハ蝶のさなぎ状態で、つぶしてしまったら蝶にならないので、保護して蝶になるのを待つようなものなのです」(図1)といった例え話で、保護者に理解をうながすようにしています。

⑤ 検査が必要な頭痛は?

▼検査は、頭痛の種類、特徴、経過によって行われる
▼診断がつかない頭痛では、感染症の確認などのために血液・尿検査が勧められる

初診時は、頭痛を訴えるすべての子どもに検査をする必要はなく、頭痛の種類、特徴、経過によって考えます。それまで他の医療機関を受診している場合は、初診時に、これまで受けた検査の種類と時期、検査結果について必ず確認します。頭部画像検査(MRI・MRA、CT)、血液・尿検査、症状によっては脳波検査について確認します。

頭部MRI検査を受けている場合、MRA検査も受けたかどうかを確認します。これは、もやもや病を見逃さないためです(☞92頁)。

血液・尿検査は行われていないことも多いのですが、診断がつかない頭痛の場合は、感染症の徴候を確認するため、また片頭痛で予防薬を使用する可能性がある場合は、前検査の意味もあり、血液・尿検査を勧めます。血液検査には、肝機能、腎機能、貧血、甲状腺機能、炎症反応をみる検査などを含めますが、予防薬としてバルプロ酸を使用する可能性があれば、血中アンモニア値も検査しておきます。これはバルプロ酸に高アンモニア

血症の副作用があるためです。

採血については極度に怖がる子どもがいるので、「予防接種のように液体を入れるわけではないので、注射針の痛みだけ」と説明しますが、了解が得られなければ初診時には無理して行いません。子どもが病気に取り組もうと思うのを待つほうが、その後の治療にうまくつながるからです。

頭痛に立ちくらみやめまいを伴う思春期の子どもには、起立性調節障害の症状を聞き、3つ以上の症状があれば、新起立試験を勧めます（☞85頁）。

著者より一言　**子どもに対する頭部CT検査は要注意**

片頭痛発作で強い頭痛と嘔吐がある場合、救急外来を受診することがあります。その際、それまでの子どもの経過を知らない救急外来の医師は、頭蓋内出血など緊急性のある病気を診断するために、すぐ実施できる頭部CT検査を勧める可能性があります。MRI検査は時間がかかり、緊急に対応できないことが多いですが、CT検査は短時間なので緊急時の検査として使用しやすいというメリットも関連しています。

米国では、片頭痛の小児に対する、特に医療機関が違う場合の救急外来受診ごとのCT検査による被曝が懸念されています。一般的にCTは胸部レントゲン撮影の500倍近い放射線被曝があるといわれています。このため、片頭痛をもつ小児の保護者には、片頭痛と診断されていること、また過去にCT検査を受けた医療機関名や日時を記録しておいて、救急外来受診時に申告するよう勧めています。

6 初診時の頭痛の診断は？

▼初診の段階では、診断名や対処法などがわからないこともある

問診の回答内容やそれまでの検査歴から、二次性頭痛ではないことが確認されれば、一次性頭痛の片頭痛、もしくは緊張型頭痛、あるいはその疑いであると、頭痛のタイプを伝えます。また、それまでの経過から慢性連日性頭痛が疑われれば、その説明もしますが、片頭痛が主なのか、緊張型頭痛が主なのか、初診時にはわからないこともあります。

頭痛を訴えて欠席が続いている場合は、早く何とかしたいと思うあまり、子どもも保護者も頭痛の診断名と対処法について即答を求めがちですが、初診時にすべてがわかるわけではないことを説明します。

7 次回（再診）の診察はどうなるの？

▼初診後の通院については、医師・子ども・保護者でよく話し合うことがとても大切

初診時の診断が、頭痛発作回数の少ない軽い片頭痛であれば鎮痛薬を処方して、以後は紹介医やかかりつけ医を受診してもらうように話します。片頭痛で予防薬が必要な場合は、通院の意志と頭痛ダイアリーを記載してもらうことを確認してから、予防薬を処方し、次の受診の予約を取ります。

慢性連日性頭痛で学校欠席が多い場合は、他の医療機関で治療されていることも多いので、今までどおり前医で治療を受けるか、今後は著者の頭痛専門外来に通院するかを決めてもらってから予約を取ります。前医を信頼して通院を希望している場合は、また何か相談があったら予約するよう話します。

頭痛で2ヵ所の医療機関に通院したいと希望した場合、治療薬は1ヵ所からの処方が望ましく、まして頭痛が続いている場合は1ヵ所に決めるほうが望ましいと伝えます。ただし、すでに心療内科に通っていて頭痛が続いている場合は、そのまま2ヵ所の通院を勧めています。

このような初診時のやりとり・話し合いはとても重要です。医師、子ども、保護者の信頼関係があってはじめて、治りにくい頭痛が長い経過のなかで軽減していくことを著者もこれまで経験しているからです。

8 通院のコミュニケーションツール『頭痛ダイアリーと登校カレンダー』

- ▼頭痛ダイアリーは、できれば子ども自身が記載する
- ▼頭痛ダイアリーが無理なら、登校カレンダーで

● 頭痛ダイアリーは誰が記載する？

通院を希望し再診の予約があるケースでは、片頭痛の予防薬の服用を開始した場合、あるいは学校の欠席が多い慢性連日性頭痛の場合は、子どもに頭痛ダイアリーの記載を勧めます。ただ気持ちが乗らなかったり、記録するのが苦手な子どもの場合は、初回からは勧めないこともあります。

子どもが頻繁に頭痛を訴え始めると、母親が子どもの頭痛について頭痛ダイアリーに記載し、受診時に持参することがあります。片頭痛の場合、月数回の発作性頭痛なので、保護者が記載してもあまり問題にはなりません。

ところが頭痛が月に半分以上ある慢性連日性頭痛は、心理社会的要因が関与していることが多く、母親が子どもに頭痛の様子を聞きながら記載することで、子どもの頭痛の訴えがさらに強くなり、頻回に起こることがあります。頭痛が子どものＳＯＳであると考えると理解できますが、母親の心配はさらに強くなり、母子で頭痛を仲立ちとする共依存に陥っているケースもみられます。

小学校高学年以降は、子ども自身にダイアリーの記載を勧め、希望しない場合は無理せず、可能であれば後で説明する登校カレンダー（☞116頁）を使ってもらうようにしています。

● 頭痛ダイアリーはどんなことに役立つ？

頭痛ダイアリーは、片頭痛か、緊張型頭痛か、あるいは両者の共存かの判断に役立ちます。片頭痛の場合は、記載された内容から服薬状況や治療効果を知ることができます。長期欠席が絡む慢性連日性頭痛の場合は、子ども自身が頭痛の状況、睡眠リズム、心理社会的要因に気づき、立ち直りのきっかけを作るのに役立ちます。

わが国ではさまざまな頭痛ダイアリーが使われていますが、次のページからは代表的な2種類の頭痛ダイアリーを紹介し、使用方法を説明していきます。

日本頭痛学会の頭痛ダイアリー

▼子どもから成人まで使える
▼特に片頭痛の診断に役立つ

日本頭痛学会のホームページからダウンロードできる頭痛ダイアリー（図2）[1]は、1枚が4週間分記載できるようになっていて、1マスが1日で、午前・午後・夜に分けてあります。

頭痛の程度を3段階（重度＋＋＋、中等度＋＋、軽度＋）で記載し、その下の段には使用した薬の名前と効果を記載します。薬が効いた場合は名前の略称を○で囲み、やや効いたら△をつけます。

影響度は、日常生活の影響を3段階で記載します。MEMO欄には、頭痛の様子（拍動性の痛み、光や音に敏感になる、吐き気など）、頭痛の誘因（イベント、天気など）を記載します。

［参考文献］
（1）坂井文彦 監修、頭痛ダイアリー、日本頭痛学会ホームページ
(http://www.jhsnet.org/pdf/headachediary.pdf)

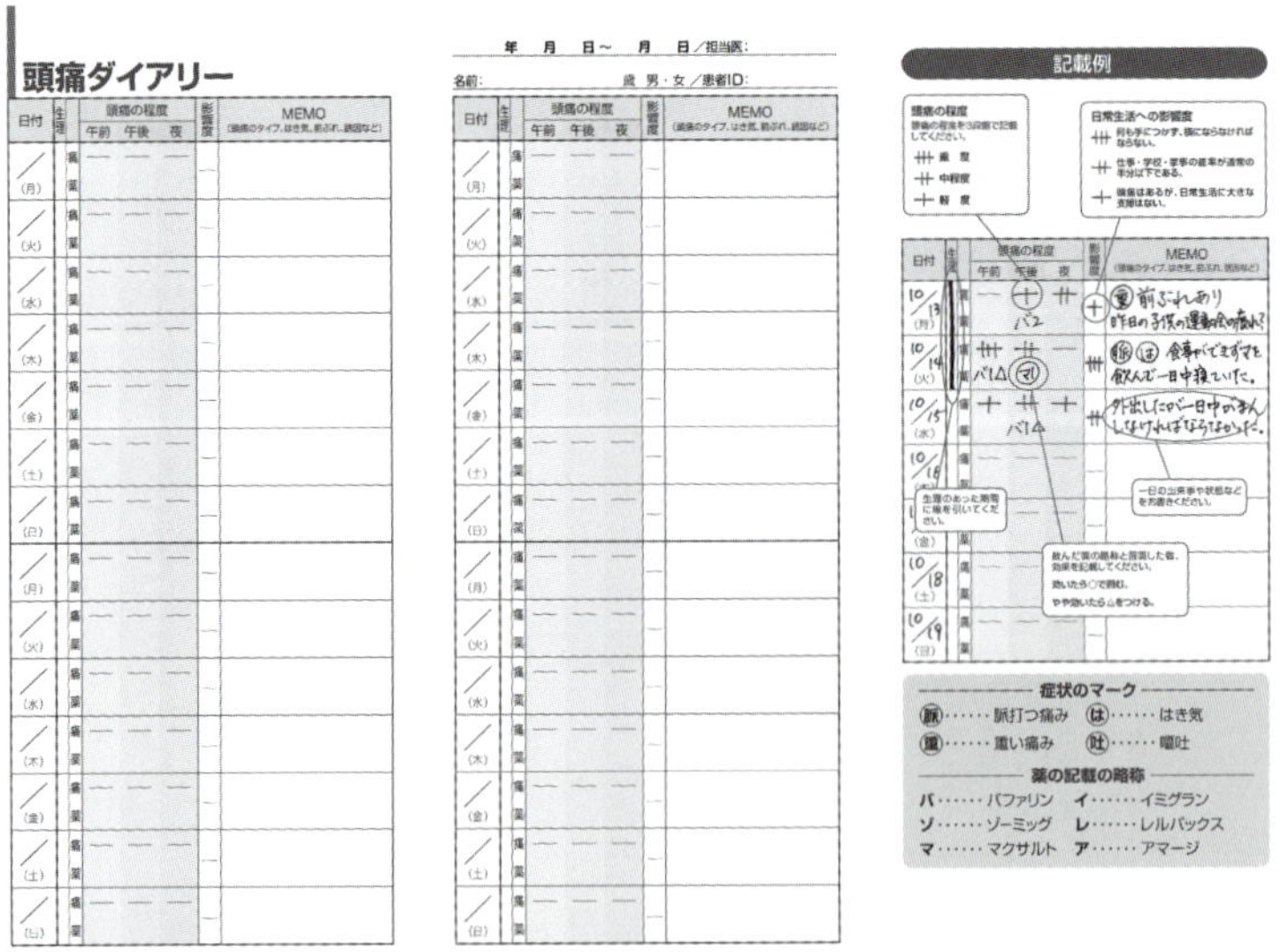

【図2】日本頭痛学会の頭痛ダイアリー

（坂井文彦監修：頭痛ダイアリー．日本頭痛学会ホームページより）

日本頭痛協会の小児・思春期頭痛ダイアリー

- ▼頭痛の様子を視覚的なグラフで表せる
- ▼睡眠時間も記載できる
- ▼特に思春期の慢性連日性頭痛の診断に役立つ

日本頭痛協会のホームページからダウンロードできる小児・思春期頭痛ダイアリー（図3）[1]は、横軸に1日24時間の時刻スケール、縦軸に頭痛の強度を示す10段階のスケールがあり、頭痛の様子をグラフで表します。さらに睡眠時間も記載し、右の空白欄にはその日の身体の状態、テストや行事、学校や家庭でのトラブルや感じたことなどの記載を勧めています。

小学校低学年以下、または子どもが自分で記載できない状況の場合、頭痛の有無は聞かず、子どもの痛みの表情、日常生活での行動がどれだけ制限されているかなどを観察し、保護者の判断で記載してもらっています（図4）。

[参考文献]
（1）藤田光江 監修、小児・思春期頭痛ダイアリー、日本頭痛協会ホームページ
(https://www.zutsuu-kyoukai.jp)

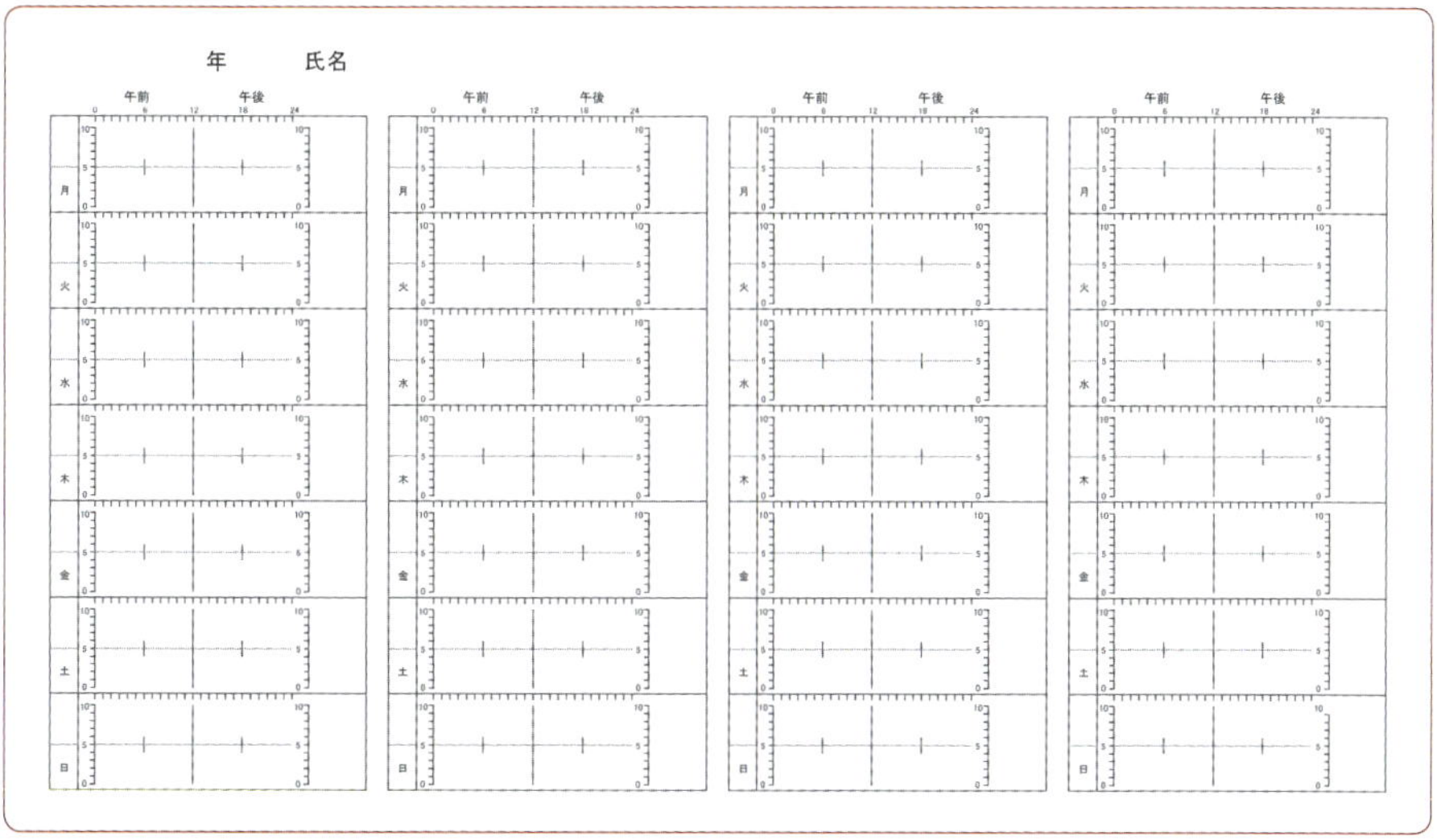

【図3】日本頭痛協会の小児・思春期頭痛ダイアリー

（監修：筑波学園病院小児科藤田光江，日本頭痛協会ホームページより）

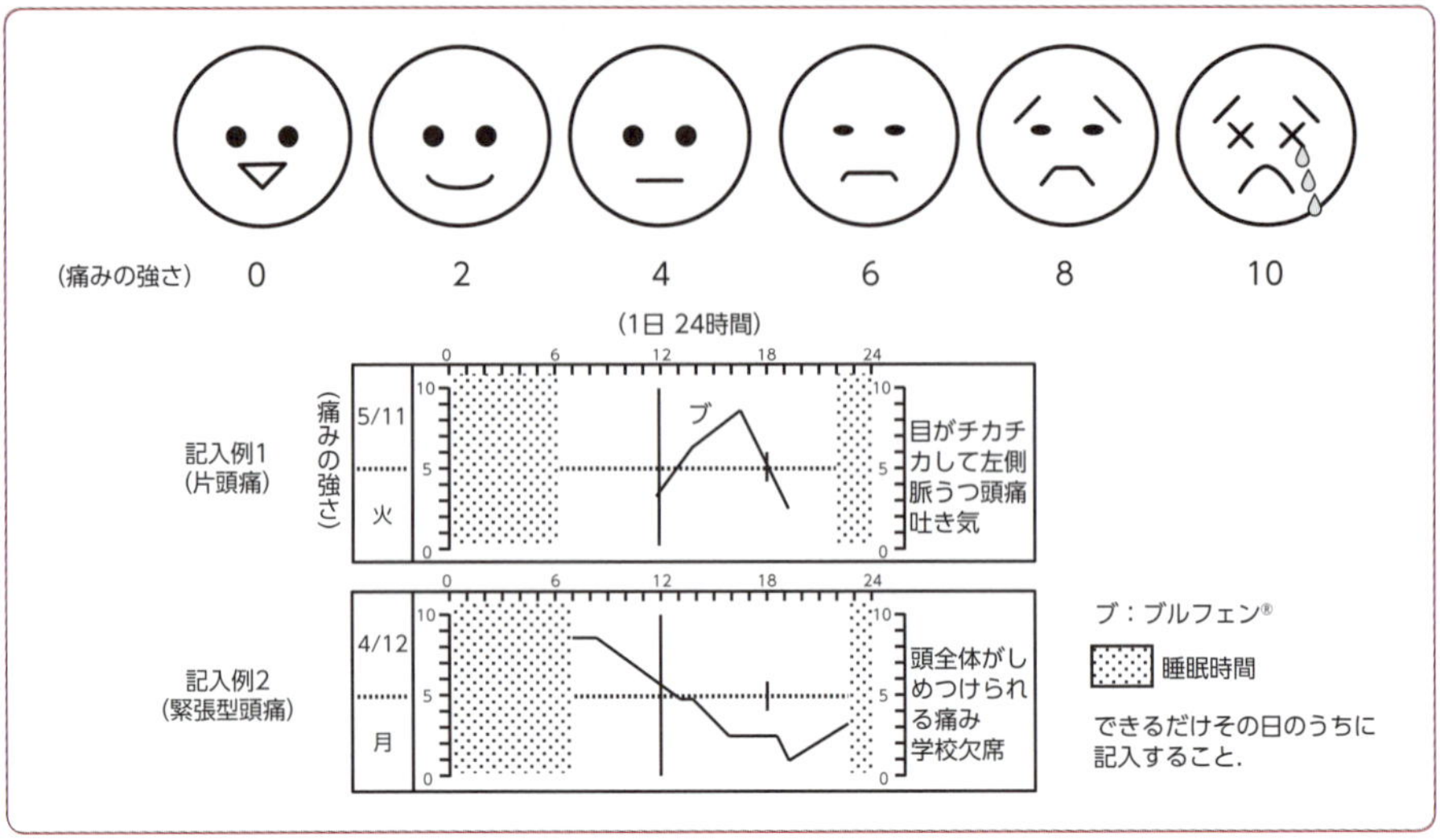

【図4】小児・思春期頭痛ダイアリーの書き方

低年齢では、保護者が子どもの痛みの強さ（0 ～ 10）や行動を観察し、記入しましょう。

小学校高学年～中学生以降では、子ども本人が記入しましょう。

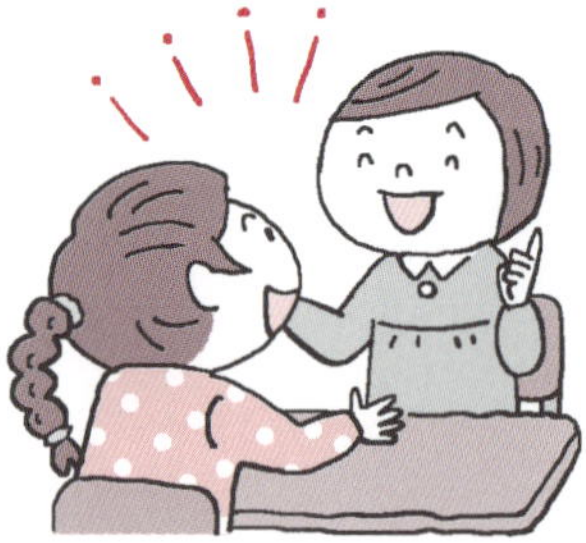

アプリを利用した頭痛ダイアリー

▼成人ならアプリも活用できるが、子どもにはお勧めできない

●アプリは機能豊富

携帯端末やスマートフォンからダウンロードできる頭痛ダイアリーのアプリケーションが、多数配信されています。記入もれを防ぐ、医師に送信できる、気候と頭痛の関連を記録できるなど、工夫された頭痛ダイアリーもあり、使いこなせる成人に対しては役立つと思います。

●スマホが子どもに与える影響

しかし、子どもの場合は幼児から中高生と年齢がさまざまで、スマートフォン使用における子どもへの弊害などから勧められません。日本小児科医会では、「スマホの時間、わたしは何を失うか」というフレーズのポスターを作成し、①睡眠時間、②体力、③学力、④視力、⑤脳機能、⑥コミュニケーション能力の6点をあげて、子どもに対するスマートフォン使用制限の啓発活動を行っています[1]。

頭痛ダイアリーのアプリを利用すると、スマートフォンの利用時間が長くなる上、他の情報利用を容認する形になりかねません。また姿勢が悪くなるなど、成長期の子どもに対する悪影響を考え、アプリを利用した頭痛ダイアリーは子どもには勧められないと考えます。

[参考文献]
(1) 日本小児科医会、スマホ依存に対する啓発ポスター、日本小児科医会ホームページ
(https://www.med.or.jp/nichiionline/article/004948.html)

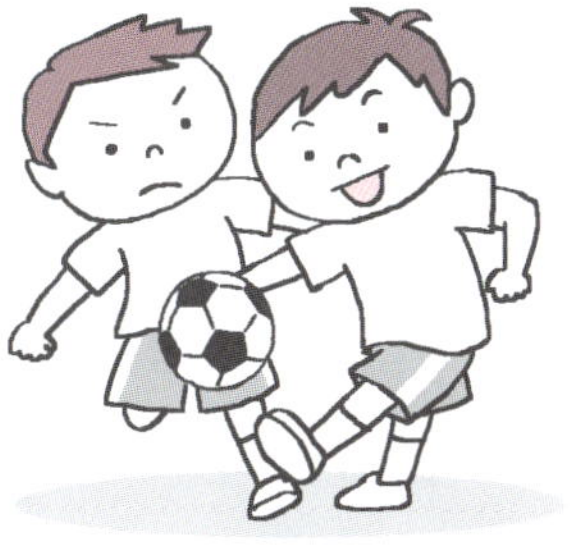

頭痛ダイアリーはどう記入する？（実際の記入例から）

▼ダイアリーの記録から頭痛の原因が推測できる
▼片頭痛であれば保護者が記入してもOK

●日本頭痛学会の頭痛ダイアリー

前兆のない片頭痛の11歳男児のダイアリーを見てみると（図5）、片頭痛発作は、低気圧時やテレビを長く見た後に起こり、必ず吐き気を伴い、嘔吐を伴うこともあります。発作が起きると食事も食べられなくなり寝てしまいます。

起きたときには頭痛は消失し、食欲は回復しますが、普段から小食なので片頭痛発作が多くなると食べられない日が増え、体重減少につながっています。頭痛の起きる曜日はまちまちで、学校の早退はありますが欠席はなく、学校では活発な子どもです。

●日本頭痛協会の小児・思春期頭痛ダイアリー

＊片頭痛

前兆のない片頭痛の10歳男児のダイアリーを見てみると（図6）、頭痛発作は朝〜午前中に多いのですが、曜日はまちまちです。スマトリプタン点鼻薬（イミグラン）は有効であることが多く、頭痛が軽快すると遅刻して登校できます。規則的な生活なので睡眠時間は記入していません。

片頭痛は発作性頭痛で、月に数回強い頭痛があっても、頭痛のない日のほうが多いため、学校生活はふつうに送れています。天候、寝不足などの誘因があることもありますが、心理社会的要因が関与していることが少なく、保護者が子どもの訴えや観察で頭痛ダイアリーを記入してもあまり大きな問題はありません。

＊慢性連日性頭痛

慢性連日性頭痛で通院中の16歳（高校1年）女子のダイアリーを見てみます（図7）。横の欄に、学校の欠席は×、遅刻は△、出席は○で記載しています。週末は頭痛はなく、平日も頭痛のない日は登校し、頭痛が昼頃軽減すると遅刻して登校しているのがわかります。学校は出席しなければならないという思いが、頭痛の原因になっていると、子ども自身もわかってきた頃のダイアリーです。

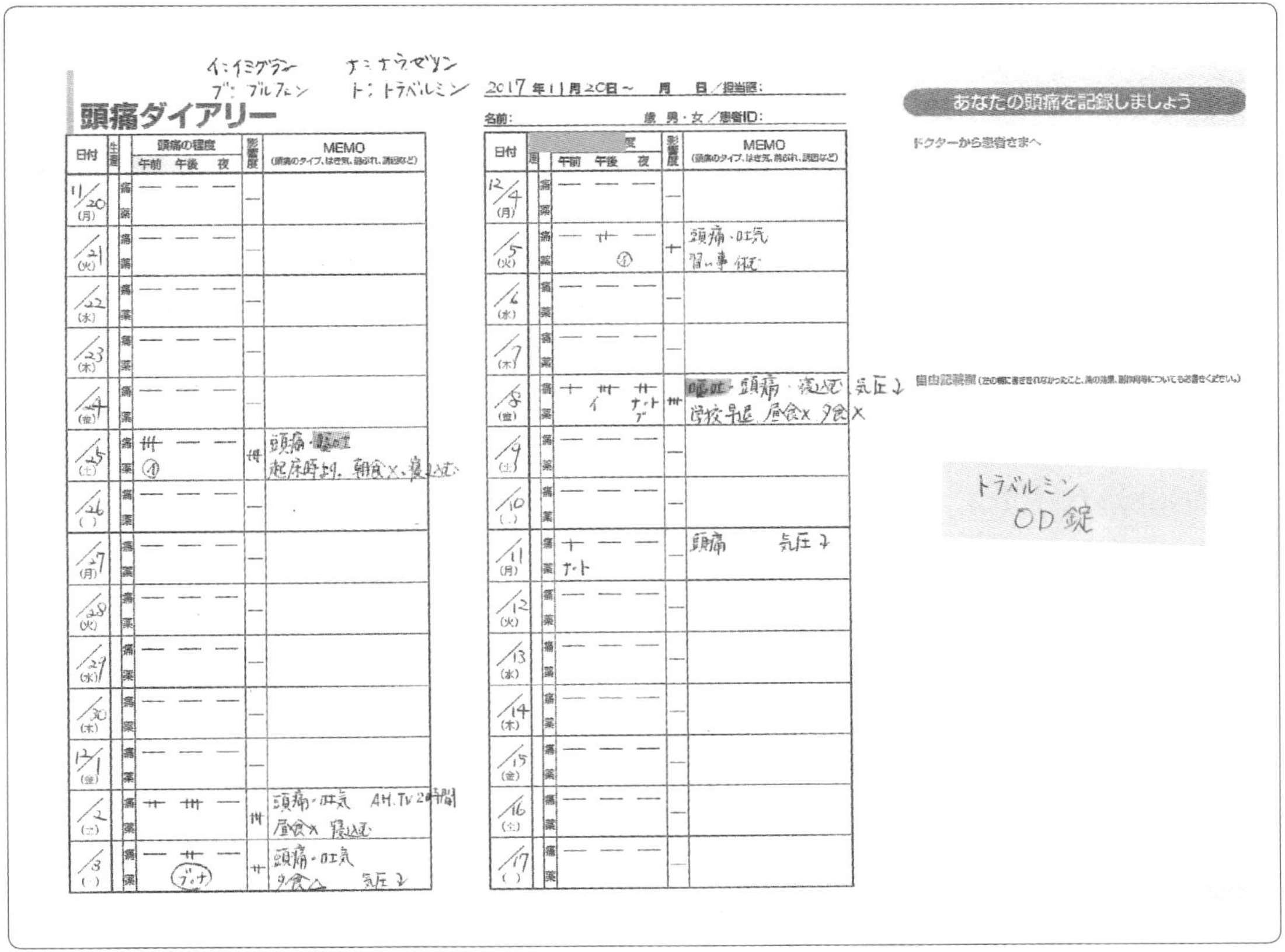

【図5】11歳男児（前兆のない片頭痛）の頭痛ダイアリー

頭痛は、低気圧時、テレビを長く見た後に起こり、必ず吐き気を伴い、嘔吐を伴うこともある。発作が起きると食べられなくなり、寝てしまう。起きたときは頭痛は消失、食欲は回復する。曜日はまちまち、学校の早退はあるが欠席はない（母記録）。

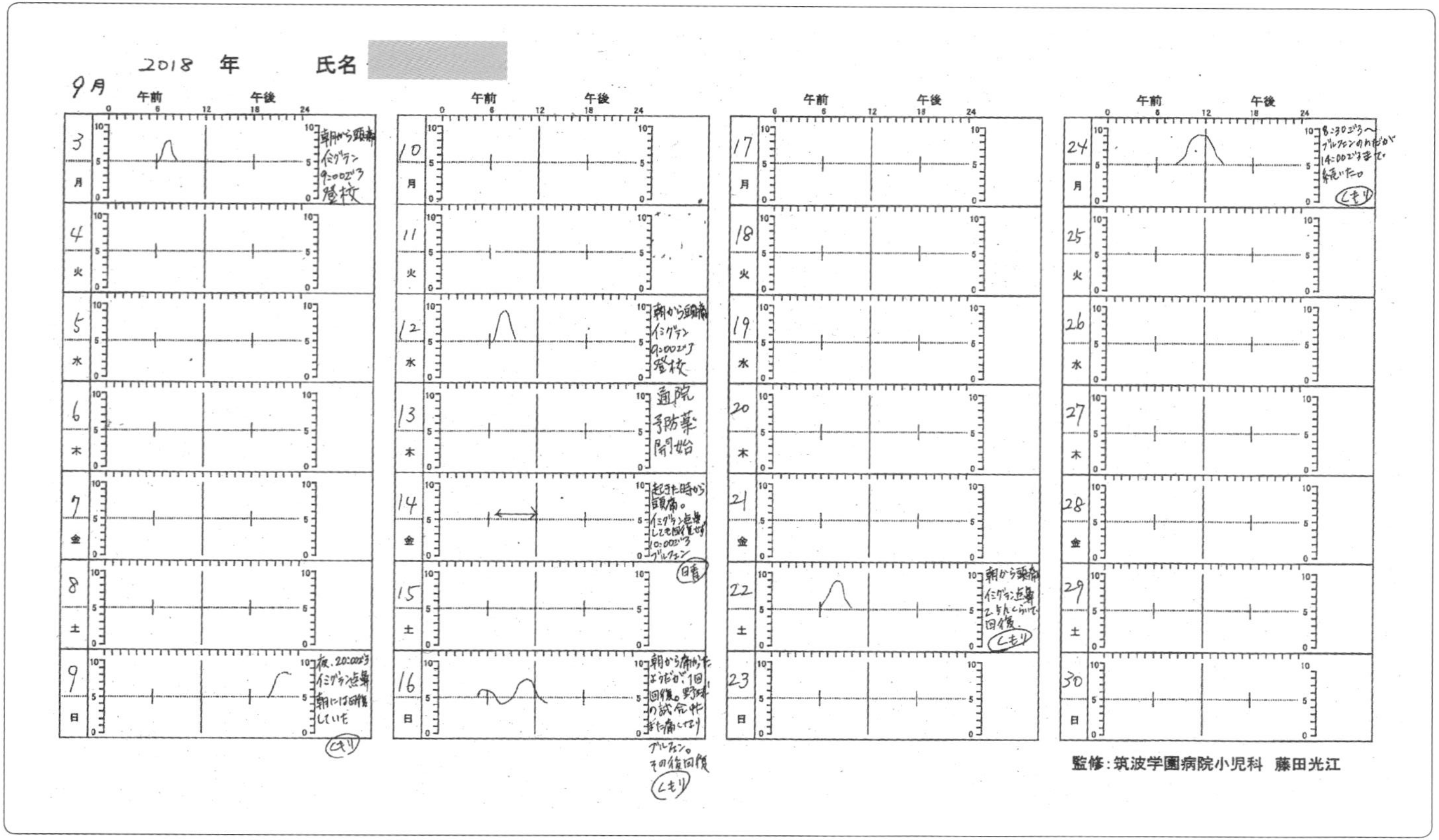

【図6】10歳男児（前兆のない片頭痛）の頭痛ダイアリー

頭痛発作は朝～午前中に多いが、曜日はまちまち、スマトリプタン点鼻薬（イミグラン®）は有効であることが多く、遅刻して登校。規則的生活なので睡眠時間は記入せず（母記録）。

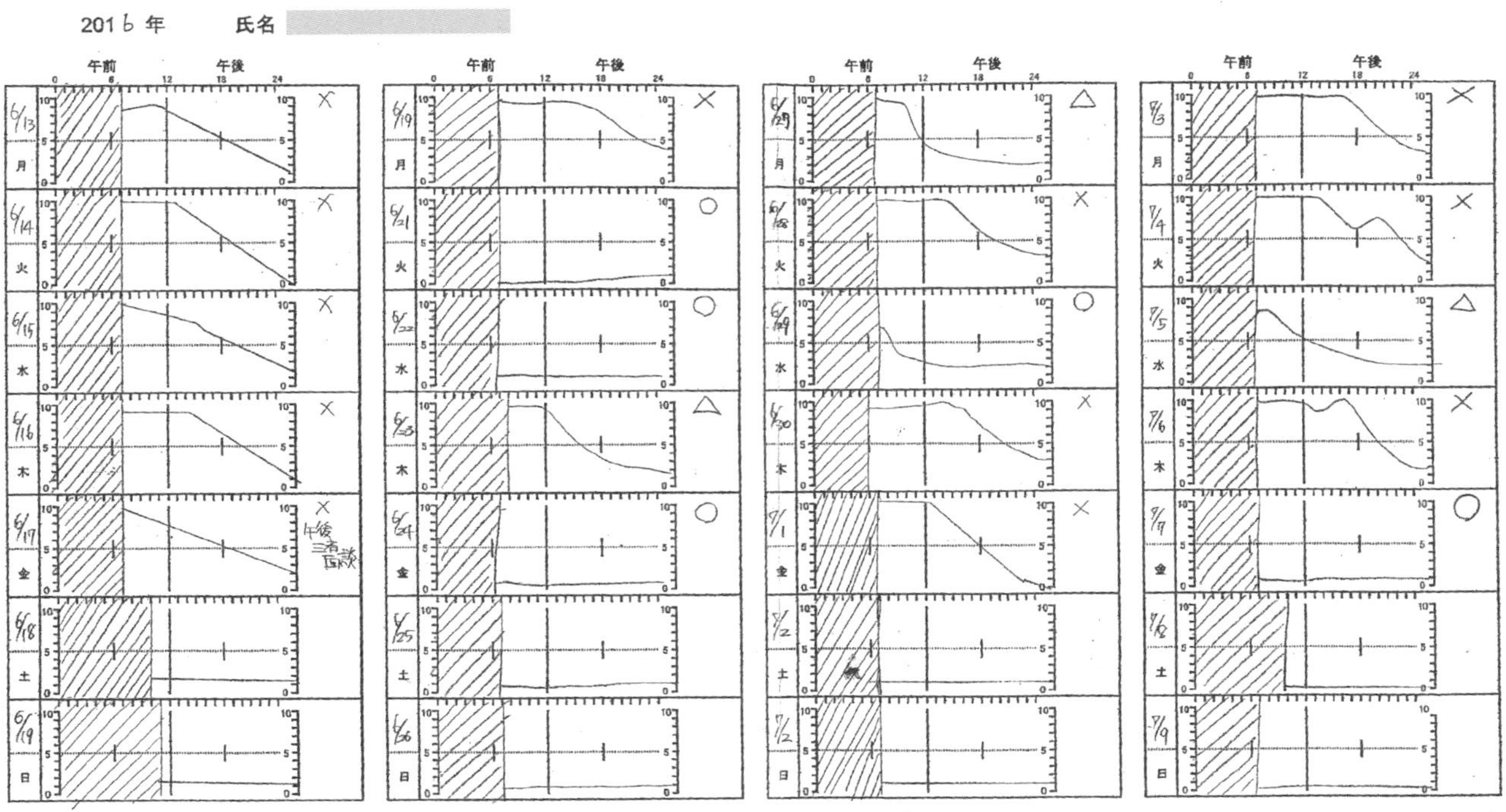

【図7】16歳（高校1年）女子（慢性連日性頭痛）の頭痛ダイアリー

週末は頭痛はなく、平日も頭痛のない日は登校、頭痛が昼頃軽減すると遅刻して登校している。×は欠席、△は遅刻、○は出席。

登校カレンダー

▼登校した日にシールを貼るだけで簡単
▼登校カレンダーで出席が増えたケースも

心をちょっと元気にする

小学生でも頭痛で登校できなくなることがあります。中高生よりも深刻な問題でないにしろ、基本的な教育の場である小学校の欠席が続くと、子どもにとっては大きな損失になります。きっかけは友だちとのトラブル、先生に叱られたこと、大縄が飛べないなど、いろいろです。

子どもにとって、まったく問題のないバラ色の環境を作るのは難しいのですが、子どもの心をちょっと元気にしてみることによって、出席が増えることに気づきました。

登校したことをほめる

登校カレンダーは、カレンダーにお気に入りのシールを貼るだけの簡単なものです。ほんのちょっとでも登校できたらシールを1枚貼る、朝から登校できたら2枚貼るなど、子ども自身がシールの貼り方を決めてくることもあります。再診時に見て、「シールが貼れてすごい！」とほめると、子どもは自己評価が上がって、また貼りたいという気持ちになります。

小学生では、この登校カレンダーを記録することで出席が増えるケースも多いです。頭痛を訴えて欠席が多かった9歳女児の登校カレンダーを見ると（図8a）、初診1ヵ月後には欠席が月に4日あったのが、初診5ヵ月後には1日に減っているのがわかります（図8b）。

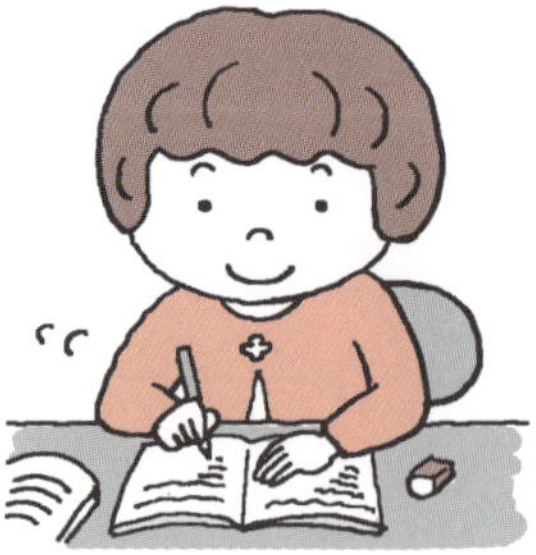

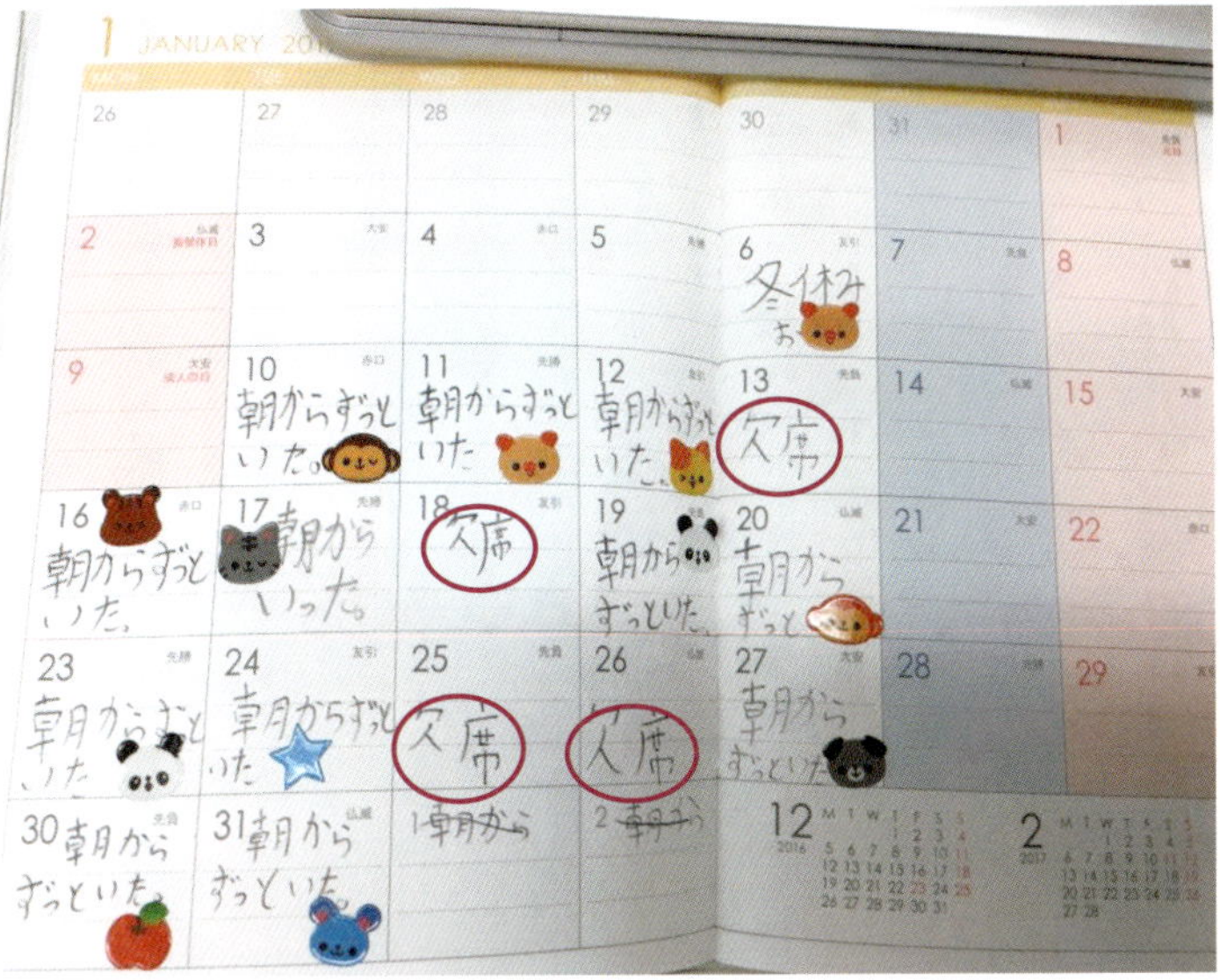

【図 8a】９歳女児の登校カレンダー（初診１ヵ月後）

頭痛を訴え欠席が多かった。

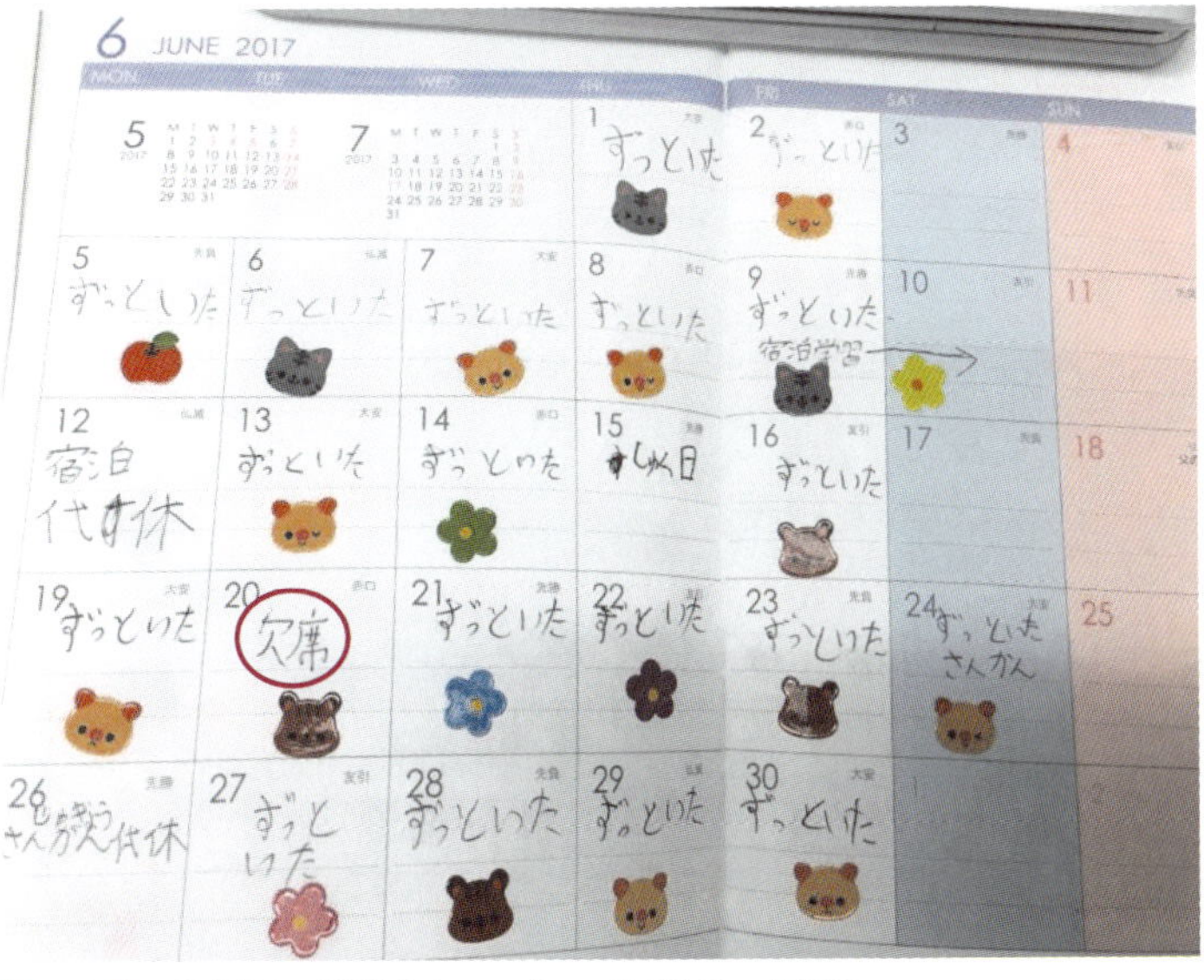

【図 8b】９歳女児の登校カレンダー（初診５ヵ月後）

欠席が１日に減った。

9 治療方法

9-1 片頭痛の治療

片頭痛の非薬物治療（薬に頼らない治療）

▼生活を改善し、頭痛の誘因を避ける
▼1週間の活動内容の調整も大切

片頭痛の治療の第一歩は、子どもと保護者が病気を正しく理解することから始まります。その上でまず、生活指導や頭痛の誘因を避けるなどの「非薬物療法」（薬に頼らない治療）が勧められます。日常的には、早寝・早起き・朝ご飯、正しい姿勢、適度な運動、電子メディアの制限を勧めています。誘因があればそれを避けること、例えばチョコレート、チーズなどの食品、空腹、眩しい光を避けるようにする、子どもでは寝過ぎることより睡眠不足が誘因となるので、十分な睡眠をとるよう就寝時刻を確認します。

子どもでも成人と同様に、緊張がとけた週末に片頭痛発作が起きることがあり、1週間の活動内容の調整も必要です。子どもの片頭痛は軽いものもあり、片頭痛と診断されただけで安心し、薬なしで生活できる場合もあります。薬に頼らない非薬物治療は、家庭でできることが中心になりますので、「第3章 家庭での対処法」も参考にしてください（☞134〜148頁）。

片頭痛の非薬物療法（薬に頼らない治療）

- 早寝・早起き・朝ご飯
- 正しい姿勢を心がける
- 適度な運動をする
- 電子メディア（ゲームやスマホ）の制限
- 片頭痛の誘因（チョコレートやチーズなどの食品、空腹、眩しい光、睡眠不足など）を避ける
- 子どもの1週間の活動内容の調整（平日に緊張が続き、緊張から解放される週末に頭痛が起きるのを防ぐ）

片頭痛の薬物治療

- ▼治療薬は頭痛が始まったらできるだけ早く服薬する
- ▼トリプタンには内服薬と点鼻薬がある
- ▼予防薬の効果は2ヵ月以上使用してから判定する

治療薬が必要な強い頭痛については、慢性頭痛の診療ガイドライン２０１３に、子どもの片頭痛治療薬として推奨される薬が示されています。

● 鎮痛薬

強い頭痛発作や嘔吐を伴う場合は、急性期治療薬のイブプロフェン錠（ブルフェン）、またはアセトアミノフェン錠（カロナール）（表3）を、頭痛が始まったらできるだけ早く使用し、その後は休息することが必要です。成人同様に、頭痛が強くなってから薬を使用しても効きが悪いため、タイミングよく使用する必要があり、周りの協力が重要となります。このため学校で頭痛発作が起きた場合、学校スタッフの協力を得られるように、日本頭痛協会のホームページでは教師などに向けた啓発活動を行っています[1]（第4章 図1、☞151頁）。

● トリプタン

トリプタンは、日本では子どもには適応外使用の薬ですが、病名がつけば保険適用となります。鎮痛薬が効かない場合は、そのことを保護者と子どもに説明して、小学生でも処方しています。内服後、錠剤が吸収され始めるまでには30分くらいかかり、それまでに嘔吐してしまうようなときには内服薬の効果は期待できません。その場合は鼻からスプレーするスマトリプタン点鼻薬（イミグラン）を勧めていますが、有効である子どもは多いものの、使用後の苦味を嫌う子どももいます。

点鼻薬は、使用時は真っ直ぐ前を見て鼻に点鼻し、5分くらい鼻孔をおさえておくと15～20分で効いてきます。鼻と口はつながっているので、上を向かなくても薬の苦味を感じます。対処法として飴（特に乳酸飲料味）を一緒に用意しておき、なめると苦味は軽減されます。ある小学生は学校の先生に「飴もお薬」だと説明しているそうです。

また、昼間に頭痛発作が起きた場合にはタイミング良く薬を使用できますが、夜中（就寝中）に発作が起きた場合には薬の使用が遅れてしまうようです。ある通院中の10歳女児は、夜中にうめいて吐いているのに母親が気づき、そのときにイミグラン点鼻薬を使用しましたが効かず、症状が落ち着いたのは正午過ぎだったとのことです。

一方、片頭痛で通院中の11歳女児が、夕方に頭痛発作を起こした例では、鎮痛薬のブルフェンの内服では効かず、トリプタンのエレトリプタン（レルパックス）1錠を追加したところ、いつもは翌朝まで寝てしまうのに、夕食時には起きて階下に降りてきたので、母親がびっくりしたそうです。

他のトリプタンの錠剤として、リザトリプタン（マクサルト）、ゾルミトリプタン（ゾーミッグ）、ナラトリプタン（アマージ）、スマトリプタン（イミグラン）があり、子どもの片頭痛の多くに有効ですが、成人と同様に効かない場合もあります。

●治療薬を使用するタイミング

片頭痛の早期段階での薬による治療時の経過を図9に示しました。頭痛が始まったら薬を早期に使用することにより、頭痛の持続時間が短くなるとともに、頭痛に伴う症状の食欲不振、嘔吐などが軽くなります。また発作中に入眠した場合も、睡眠時間は短くなり、起床時に頭痛が消失しています。

●予防薬

なお、頭痛治療薬を月に10日以上使用することがある場合、あるいは頭痛の回数は少なくても毎回嘔吐を伴う場合は、子どもにも予防薬（表3）を勧めています。よく使うのは、10歳未満にはシプロヘプタジン（ペリアクチン）、10歳以上にはアミトリプチリン（トリプタノール）です。保険適用のあるバルプロ酸（デパケンR、セレニカR）については、使用前後の肝機能検査や、血中アンモニアも含めた血液検査を行います。妊娠可能年齢の女子へは副作用を考え、使用していません。

予防薬の効果は、頭痛がゼロにならないこともありますが、頭痛の頻度、痛みの重症度の軽減、嘔吐の消失などを目的に、2ヵ月以上内服してもらい、その効果を判定しています。子どもが頭痛ダイアリーを記載するなど、十分な経過観察ができるような了解が得られてから使用する必要があります。

●薬が効きにくい頭痛（月経関連の頭痛）

片頭痛は、最近は治療法が確立し、治療に難渋するケースも少数ながらありますが、非薬物治療と薬物治療の両方が有効な頭痛といえます。なかなか治りにくい片頭痛のなかに、思春期女子の月経に関連した頭痛があります。鎮痛薬やトリプタンが効きにくい上、頭痛の回復までに数日かかり、欠席が長引くことがあるため注意が必要です（片頭痛の症例7、☞10頁）。この場合、月経3周期を含む頭痛ダイアリーの記録が治療方針の決定に役立ちます。

●小児片頭痛に対して適応外使用の薬

表2に示しているように、急性期治療薬および予防薬のなかには、小児には適応外使用（小児などに対する安全性は確立していない、使用経験が少ない）の薬があります。それらの薬を処方する場合には、子どもと保護者・家族への説明と同意が必要であり、注意深く使用していますが、副作用は少なく十分使用してもよい薬であると考えられます。

参考文献

（1）日本頭痛協会、養護教諭と教師向け資料、日本頭痛協会ホームページ（http://www.zutsu-kyoukai.jp）

【表3】小児片頭痛に使用する主な薬

急性期治療薬	
鎮痛薬	イブプロフェン（ブルフェン®など）、アセトアミノフェン（カロナール®など）
トリプタン	スマトリプタン（イミグラン®）*、リザトリプタン（マクサルト®）*、ゾルミトリプタン（ゾーミッグ®）*、エレトリプタン（レルパックス®）*、ナラトリプタン（アマージ®）*
制吐薬《せいとやく》 （吐き気止めの薬）	ドンペリドン（ナウゼリン®）、メトクロプラミド（プリンペラン®）
予防薬	
抗うつ薬	アミトリプチリン（トリプタノール®）*
抗ヒスタミン薬	シプロヘプタジン（ペリアクチン®）*
抗てんかん薬	バルプロ酸（デパケン®R、セレニカ®R）、トピラマート（トピナ®）*
カルシウム拮抗薬	塩酸ロメリジン（ミグシス®）*
β遮断薬	プロプラノロール（インデラル®）*（喘息患者、リザトリプタンは併用禁忌）
漢方薬	呉茱萸湯《ごしゅゆとう》、五苓散《ごれいさん》

＊：小児片頭痛に対し、適応外使用。
トピラマート（トピナ®）*は、小児片頭痛の予防に有効であることは証明されているが保険適用はない。

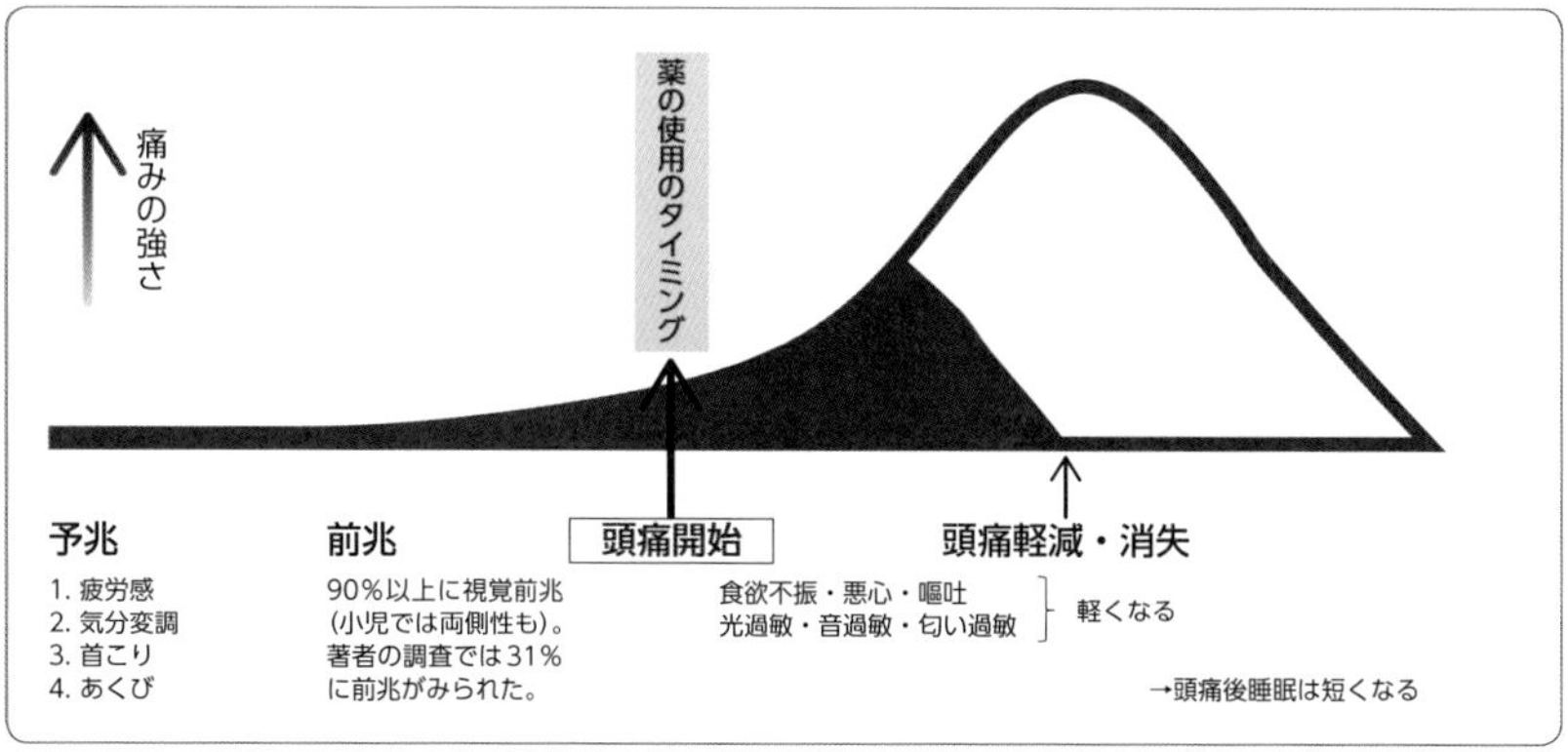

【図9】小児の片頭痛の経過（早期治療時）

頭痛が増えて片頭痛の薬が効かなくなったら?

▼子どもを囲む環境が変化していないか?
▼長期欠席を防ぐには早期対応が大切

「最初は薬の効く頭痛だったのに、いつのまにか頭痛が増えて薬が効かなくなった」と受診する子どもは少なくありません。回数が増え、薬の効かない頭痛になったときは、片頭痛の診断がついていても、もう一度保護者とは別に子どもの環境を子ども自身から聞いて確認する必要があります。

学校での友だち、教師との関係、中学・高校での部活動など、子どもを囲む環境は、ある時期から厳しくなることがあり、それと同時に頭痛が多くなることをよく経験します。早期に気づき対応することで、長期欠席を防ぐことができるかもしれません。

9-2 反復性緊張型頭痛の治療

▼規則正しい睡眠や食生活などで改善することが多い
▼スマートフォンの使用を制限することも予防につながる

反復性緊張型頭痛の多くは、規則正しい睡眠や食生活などの非薬物治療で改善します。頭蓋周囲の圧痛を伴う緊張型頭痛は、小児では明らかでないとはいえ、スマートフォンなどの電子メディアを制限することは、長時間の同じ姿勢による肩・頸部の筋緊張を避ける、睡眠不足を防ぐ意味などから、緊張型頭痛の予防にもなります。成人では緊張型頭痛の急性期治療に鎮痛薬が有効であることが証明されていますが[1]、子どもでの効果は明らかではありません。

[参考文献]
(1)日本神経学会・日本頭痛学会 監修「小児の頭痛」『慢性頭痛の診療ガイドライン2013』医学書院、2013

9-3 慢性連日性頭痛の治療

できれば早期発見・早期治療

▼主体は心理社会的要因に関与した慢性緊張型頭痛
▼長期欠席になる前に、できるだけ早く子どもと向き合い解決方法を探る

慢性連日性頭痛は、片頭痛の治療を行っても効果がみられず、頭痛を専門とする医師も治療に難渋していることが多いと聞きます。片頭痛が過去にあった子どもは、なぜ薬が効かなくなったのかわからず混乱しています。今まで頭痛の経験がなく、連日強い頭痛が続いている子どもも、一体自分の身体に何が起こっているのかを理解できず途方にくれていることも多いです。

薬が効かない頭痛は、片頭痛が多いのではなく、緊張型頭痛が共存していることがほとんどです。ある日突然頭痛が強くなった新規発症持続性連日性頭痛もありますが（慢性連日性頭痛の症例9、☞39頁）、なだらかな頭痛が起きるようになり、それが少しずつ強い慢性緊張型頭痛に変わっていく場合もあります（第1章 慢性連日性頭痛、図4、84頁）。

長期欠席になる前に、頭痛を訴えて欠席が少しずつ増えていく段階で、子どもと向き合い、解決方法を探れたらよいと思います。慢性連日性頭痛では、中高生の思春期という年齢、自分を出すのが苦手な性格特性、環境の厳しさなどが関連する心理社会的要因に関与した慢性緊張型頭痛が主体を占めます。

Column

転校や高校進学が慢性連日性頭痛の改善のきっかけになることも

学校に行けなくなる子どもの状況はそれぞれ違います。ただ共通しているのは、長期欠席になるほど勉強の遅れが問題になり、ますます登校できない状態が続くということです。特に中学校で欠席し始める子どもは、小学校はやさしく過ごしやすかったといい、中学校での環境の変化が大きな要因となっていることがわかります。

中学校は義務教育でもあり、公的な適応指導教室（教育支援センター）に通えるように働きかけをします。それも無理であれば、視線を将来の高校入学に合わせると、子どもが明るくなり、動けるようになることがあります。中高一貫校の中学生の場合は、公立中学への転校という選択肢も環境を変える上で有効ですが、中学受験して入学したという子どものプライドが高いほど難しいようです。

支持的精神療法

▼頭痛とつき合いながらできることを探す
▼保護しながら子どもの成長を待つことが大切

頭痛ダイアリーによるコミュニケーション

心理社会的要因が関与した慢性連日性頭痛の治療は、保護者とは別に、子どもに支持的精神療法を行うのが有効です。支持的精神療法とは、「子どもの悩みや不安をよく聴き、あくまでも支持することによって子どもの気持ちを楽にさせ、精神的に自立できるようにして回復させていく方法」です。

子どもに、治療薬が効かない頭痛であることを説明し、頭痛とつき合いながらできることを探すよう勧めます。その際、行動療法として役立つのが、コミュニケーションツールの頭痛ダイアリーをつけることです。自己評価が下がったとき、頑張ってきてバッテリーが切れたときに連日性頭痛が始まることが多いので、できたことは「やったね！」「すごい！」「りっぱ！」などとほめることにしています。

「楽しいこと探し」のすすめ

何も楽しいことがないと言う子どもには、受診ごとに「楽しいこと探し」を勧めています。長期欠席の子どもに、主治医から「学校に行けないのはしかたがないけど、みんなが学校で勉強している間は、遊びのゲームやテレビは当然だめ」と言うと納得して従う子どもが多く、子どもの感性にちょっと感動します。

保護者に対しては、「頭痛の治療薬が効かないこの頭痛は、子どもの言葉にできない思いなので、心の成長とともに必ず軽減する」ことを説明し、よき理解者として巻き込んでいくことが重要です。このとき、「身体は大人みたいでも、思春期の子どもの心や自律神経などは、まださなぎのようなものなのです」と図1（☞103頁）を見せて説明します。つぶしてしまったら蝶にならないので、保護しながら蝶になるのを待つことの重要性を話すと理解が得られることが多いです。

不登校が絡む慢性連日性頭痛

- ▼大切なのは社会につながること
- ▼通院を続けられるようにする
- ▼家庭や学校でのサポートが不可欠

昼夜逆転や引きこもり状態になることも

不登校は年間30日以上欠席することをいいますが、保健室登校や、遅刻や早退が多い不規則登校の子どもを不登校予備群と呼ぶようです。どの学年でも学校欠席が多くなると、学業が遅れ、ますます登校できない状態が続きます。

頭痛を訴えて欠席が増えた頃に受診した場合は、頭痛ダイアリーを記録しながら支持的精神療法によって回復していくこともありますが、登校できない理由は子どもによってそれぞれで、ただちに問題が解決されるわけではありません。頭痛で朝起きられない、昼まで寝ていて夜寝つけない状態は、昼夜逆転を作り出します。その上、家族と食事をしないなど引きこもり状態に進行することもあります。

医療機関での治療だけでなく、家庭や学校でのサポートを

起立性調節障害と診断できる子どももいますが、生活指導や薬物治療は効果がありません。適応指導教室（教育支援センター）を勧めても行きたがらない場合は、昔やっていた習い事など、何とか社会につながるよう勧めてみます。医療機関も1つの社会で、通院は続けてほしいので、〝外来に来るだけ立派〟だという雰囲気を保つよう努めます。

しかし、長期欠席が絡む慢性連日性頭痛の場合は、典型的な片頭痛や緊張型頭痛とは異なり、医療者による治療だけでは解決することは難しく、家庭や学校でのサポートが不可欠になります。そこで次の第3章（☞134～148頁）では家庭でできる対応、第4章（☞150～160頁）では学校でできる対応について、詳しく解説します。

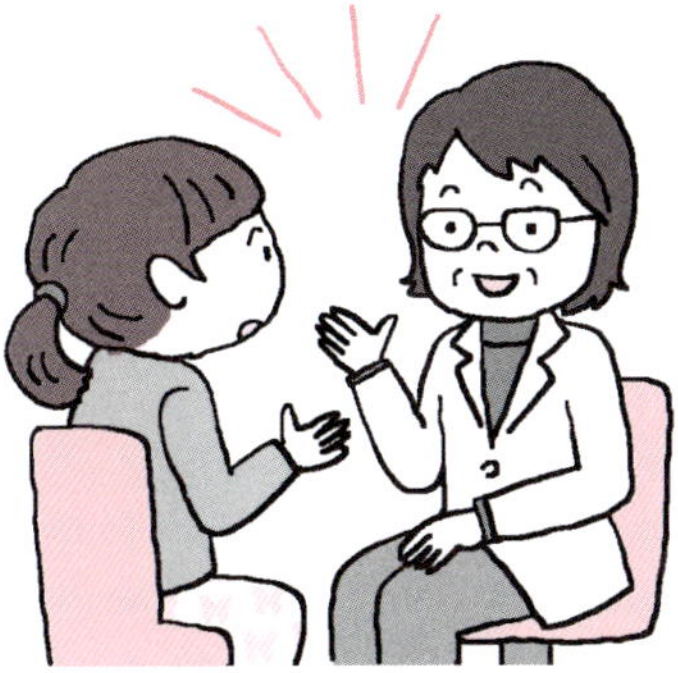

慢性連日性頭痛と精神疾患の共存

▼ 頭痛との共存が考えられるのは、適応障害、うつ病、身体症状症
▼ 抗うつ薬は適応障害や昼夜逆転状態に効果があることが多い

● 頭痛と共存している精神疾患

長期欠席の場合、思春期の一時期のことも多いですが、精神疾患あるいはその疑いと診断されることもあります。

休日は元気で家族とは普通に過ごせますが、平日朝の頭痛の訴えが多く登校できない場合は適応障害（不安を伴う）、家にいても暗く涙もろい、食欲がない、夜眠れないなどの場合はうつ病または適応障害（抑うつ気分を伴う）、元気でやる気があるのに評価されないことへのストレスが頭痛になって表れている場合は身体症状症（身体表現性障害）が考えられます。

● 抗うつ薬の使用

いずれも病気の持続が6ヵ月という基準があり、不登校の場合は当てはまることがあります。特に昼夜逆転、引きこもり状態の場合は、外来に来てくれているうちに精神状態を良くすることが大事です。このため、子どもでは適応外使用の薬ですが、子どもと保護者と相談し、少量、1～2週間の処方で、抗うつ薬のフルボキサミンマレイン酸錠（ルボックス、デプロメール）、アリピプラゾール錠（エビリファイ）などを処方することもあります。

● 抗うつ薬の効果

これらの薬は、不安や抑うつを伴う適応障害や昼夜逆転状態には効果があることが多く、内服した子ども自身が気分が楽になったと感じる場合は、真面目に薬を飲み続けることが多いです。一方、身体症状症の子どもは、自分は病気ではないという思いが強いので、薬をきちんと飲まないことが多く、しかも薬が効きにくい印象があります。

慢性連日性頭痛と起立性調節障害の共存

▼ 循環器症状には低血圧の治療薬
▼ やせ型で血色不良の子どもには小建中湯《しょうけんちゅうとう》が有効

● 起立性調節障害の治療薬

立ちくらみ、めまいなどの循環器症状が強い場合は、起床時に低血圧の治療薬である塩酸ミドドリン錠（メトリジン）の内服を試してみます。頭痛があっても起立性調節障害がメインであれば薬の効果も期待でき、昼頃調子が良くなると遅刻して登校し、部活に参加できる子どももいます。

起立性調節障害は身体の病気なので、休日も同じ症状なのが特徴的です（慢性連日性頭痛の症例3、☞24頁）。やせ型で食欲がなく血色が良くない子どもには、漢方薬の小建中湯《しょうけんちゅうとう》が有効ですが、徐々に効果が出てくるので内服を続けることが必要です。

● 思春期に多い起立性調節障害

身体疾患である起立性調節障害は、思春期に多い病気で、心理社会的要因が関与しやすく、症状が重くなることがあります。休日は元気なのに平日の朝起きられない、あるいは夏休みなど長期休暇では元気なのに、9月の新学期が近づくと体調不良に陥るなどです。

小児心身医学会ガイドライン集（改訂第2版）2015の「心身症としての起立性調節障害」の診断チェックリストを表4に載せました。このなかの「学校を休むと症状が軽減する」などは心身症としての起立性調節障害に典型的で、しかも昼頃症状が改善しても登校できない子どもに当てはまります。

【表4】「心身症としてのOD」診断チェックリスト

1.学校を休むと症状が軽減する
2.身体症状が再発・再燃を繰り返す
3.気にかかっていることを言われたりすると症状が増悪する
4.1日のうちでも身体症状の程度が変化する
5.身体的訴えが2つ以上にわたる
6.日によって身体症状が次から次へと変化する
以上のうち4項目がときどき（週1～2回）以上みられる場合、心理社会的因子の関与ありと判定し「心身症としてのOD」と診断する

判定：心理社会的因子の関与　□あり　□なし

（「日本小児心身症学会編：小児起立性調節障害診断・治療ガイドライン，小児心身医学会ガイドライン集―日常診療に活かす5つのガイドライン，改訂第2版，p.37，2015，南江堂」より許諾を得て転載）

OD：起立性調節障害

慢性連日性頭痛と過敏性腸症候群の共存

▼腹痛が続く場合はかかりつけ医を受診
▼薬が合うと改善しやすい
▼朝の排便を習慣づけるなど、生活指導が大切

●過敏性腸症候群のタイプ（☞86頁）

頭痛も深刻ですが、過敏性腸症候群の腹痛も子どもを悩ませる症状の1つです。登校しようと準備しても、朝腹痛で下痢をしたり、うまく排便できずトイレにこもってしまうことも多く、遅刻をしたり、結局欠席につながることもあります。

過敏性腸症候群のタイプには、反復性腹痛型、便秘型、下痢型、ガス型がありますが、多いのは下痢型で、男子に多く、不登校につながるのはこのタイプが多いようです。腹痛が続く場合は、慢性便秘症、血便や下痢を伴う潰瘍性大腸炎などの病気による腹痛もあるので、一度はかかりつけ医での受診も必要です。

●腹痛や下痢に対する薬

過敏性腸症候群の腹痛に対しては、チキジウム臭化物カプセル（チアトン）、ブチルスコポラミン臭化物錠（ブスコパン）、症状が強い場合は、毎日飲む薬を処方します。下痢に対しては、ポリカルボフィルカルシウム錠（コロネル、ポリフル）や整腸薬の酪酸菌製剤（ミヤＢＭ）、上下腹部膨満感を伴う腹痛に対してマレイン酸トリメプチン錠（セレキノン）を処方します。

●排便や便意への対策

薬が合えば、頭痛に比べ、腹痛のほうが改善しやすいようです。過敏性腸症候群は生活指導も大切で、十分な睡眠、朝はゆとりをもって起き、朝食をきちんと取り、朝食後に排便する生活習慣を目指す指導をします。便意があったときに素早くトイレに行くことが大切で、家族の理解、通学路の状況、学校でのトイレ使用の配慮、外出先でのトイレの確認などが必要になります。

10 再診時の診療

10-1 片頭痛

▼前回からの頭痛と生活の状況を確認
▼薬の効果、服薬状況も大切な情報
▼発作時以外の学校・家庭生活からわかることも

　再診時では、前回からの頭痛と生活の状況について確認します。片頭痛の場合は、子どもと保護者が同席でもかまいません。発作の日時、持続時間、誘因、予兆、前兆、嘔吐の有無などの症状を中心に確認します。薬を使用した場合は薬が効いたか効かなかったか、効いた場合はどのくらいで効き始めたか、保健室の利用、学校の遅刻・早退・欠席、生活支障度を確認します。予防薬投与中では飲み残しがないか、服薬状況も必ずたずねます。

　発作時以外の学校・家庭生活が順調かどうかも大切な質問項目です。特に学年によってストレスのかかり方が違うので、年齢に考慮していきます。思春期で頭痛が増えた、何か問題がありそうという場合は、保護者に一旦外の待合室に出てもらい、子どもだけに話を聴くこともあります。

10-2 慢性連日性頭痛

子どもへの対応

▼生活や学校の出席、薬の内服状況を確認
▼子どもの自己評価・自尊感情を上げる
▼再診ごとに子どもの頭痛の訴えが少なくなることも

生活状況について確認する

　心理社会的要因が関与する慢性連日性頭痛は、原則として、子どもと保護者を別々に面接しますが、子どもが保護者から離れるのを極端に嫌がる場合は、初回から無理をせず、再診ごとに相談していきます。

　頭痛ダイアリーや登校カレンダーを持参した場合は、前回の受診後の生活について確認します。頭痛については子どもが言い出すまで詳しく聞きません。欠席が続いている場合は頭痛が理由であることがわかっているからです。

子どもの応答や表情から問題点を探る

　子どもが沈黙した場合は、学校以外の話題（季節と自然、食べ物、スポーツなど）を、治療者の引き出しから探し出して話してみます。家族、学校の状態を子どもの受け答えや表情を見ながら質問します。

「何か問題があるの？」とは聞きません。子どもの表情を見ながら、打ち解けてきたら、学校、担任、級友、習い事、部活など、「好き、嫌い、普通のどれ？」と尋ねます。子どもが普通と言った場合は「嫌い」に入ると考えます。

●学校の出席、内服の状況を確認

学校の出席の状況、詳しくは教室、保健室、別室登校、部活動の参加の有無、テストを受けているか、長期欠席の場合は適応指導教室（教育支援センター）、フリースクール、習い事などについても確認します。また長期欠席の場合、昼夜逆転になっていないか、外出はしているかなどをたずね、引きこもりにならないよう生活改善のサポートをします。抗うつ薬などを処方している場合は、内服の状況を聞き、飲み忘れが多い場合はもう一度内服の意志を確認し、飲みたくない場合は薬を中止します。

●口答えのすすめ

再診ごとに子どもの頭痛の訴えは少なくなり、できることが増えていくのがわかります。反抗期のない子が多いので、家族の身近な人（母親など）に「口答えの練習をしよう」と勧めています。慢性連日性頭痛に陥る子どもは、大人からみて良い子が多く、自分を出せないために心のもやもやが積み重なって頭痛になっている場合が多いからです。口答えなどをし始めると、不思議と慢性頭痛は軽減していくのがわかります。

●頭痛があってもできることを探し、次の受診につなげる

子どもには、今の頭痛は薬が効かない頭痛なので、頭痛があってもできることを探すように話しています。著者の場合は、子どもの自己評価や自尊感情を上げる言葉を探し出し、「やったね！」「りっぱ！」「素晴らしい！」など、声をかけるようにしています。「受診まで暗い顔だったのに、診察室から出てきた子どもの顔が明るくなった」と言う保護者もいます。外来は長期欠席の子どもにとって1つの社会なので、通院が続くことが望ましく、「来てくれてありがとう！また来てね！」と来院しやすい雰囲気を出すよう心がけています。

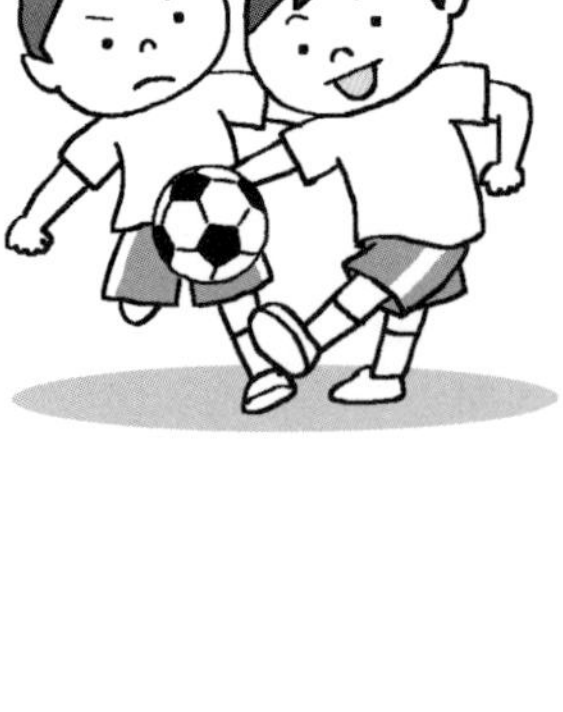

保護者への対応

▼頭痛を仲立ちとした共依存が生じていることも
▼保護者の精神状態の安定が不可欠

保護者から多い訴え・質問

再診時に保護者が、「子どもの頭痛を何とか治してあげたい」と切々と訴えることが少なくありません。子どもが「頭痛が強いから登校できない」と言うと、保護者は「頭痛が治れば登校できる」と信じ、子どももそう信じていることが多いです。

母親が、思春期の子どもの頭痛ダイアリーをつけることにより、子どもの頭痛がさらに強まり、頭痛を仲立ちとした共依存が生じていることもあります。保護者から多い質問は、「この子は本当に頭痛があるのですか？」で、「はい、お子さんは強い頭痛で苦しんでいます。しかも、この頭痛は薬が効きません」と答えます。保護者の失望が伝わりますが、「言葉にできない思いが、強い頭痛になって現れているので、時間はかかりますが、心の成長とともに必ず通り抜けます」と答えています。すると保護者から「いつ通り抜けますか？」とたずねられますが、「子どもによってそれぞれです」と答えています。

頭痛は子育てにおける貴重な体験

そのようなとき、著者の場合は、「でも頭痛があって良かったのですよ」と話し、その理由として、①子どものつらい状況がわかる、②医療機関とつながることで子どものサポーターが増える、③保護者が頭痛を通して子育てを見直せることを伝えます。そして、「これこそ子育てです。ここを通り過ぎて、はじめて子育て終了といえるのです」と話します。さらに、思春期はさなぎ状態（☞103頁、図1）であることを説明すると、理解を得られることが多いようです。「目先の登校にこだわらず、子どもが社会につながることができるようになるのを目標にしましょう」と、保護者に対して丁寧に説明しています。そして、「受診したからといって、魔法はすぐにはかかりません」と話しています。

保護者の心のサポート

子どもと別に話を聴くことは、保護者にとってもも貴重な時間のようです。特に子どもが頭痛で長期欠席になると、母親は今までの思いがあふれて涙を流すことも多く、再診時にも同じようであれば抑うつ状態とも考えられます。両親ともに子育てをして支え合っていれば親の負担が減るかもしれませんが、今は一人親家庭も多く、子どもが親を気遣い自分を出しにくくなる要因の1つになります。父親のみの家庭の場合は、子どもとのかかわりについて、母親目線の助言をすることもあります。子どもの社会復帰には、保護者の精神状態の安定が不可欠です。そのため、必要があれば保護者に心療内科の受診を勧めます。

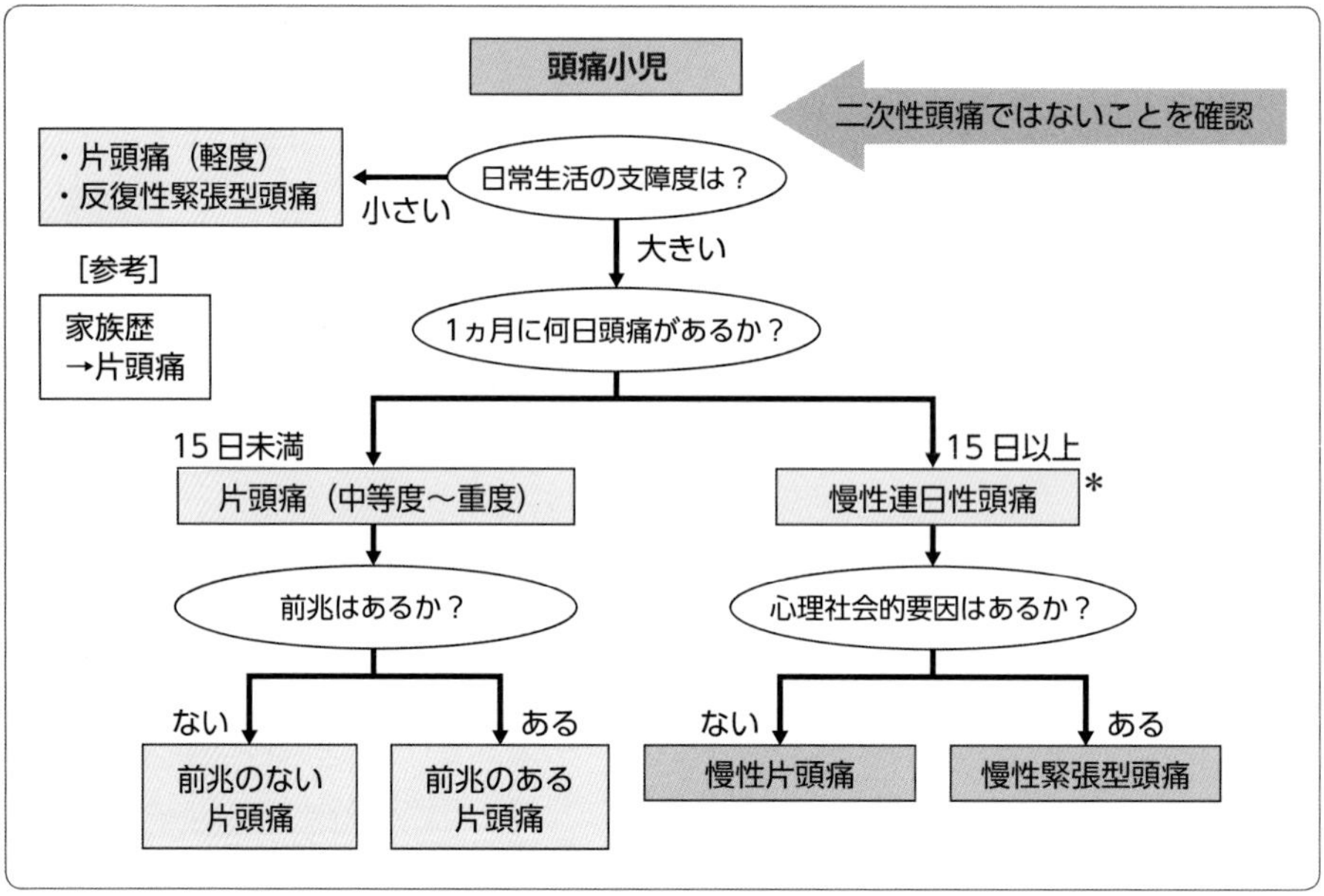

小児の一次性頭痛の簡易診断チャート

＊慢性連日性頭痛：成人の場合は「薬剤の使用過多による頭痛」をチェックする。

Part.2

頭痛の基礎知識編

第3章

家庭での対応

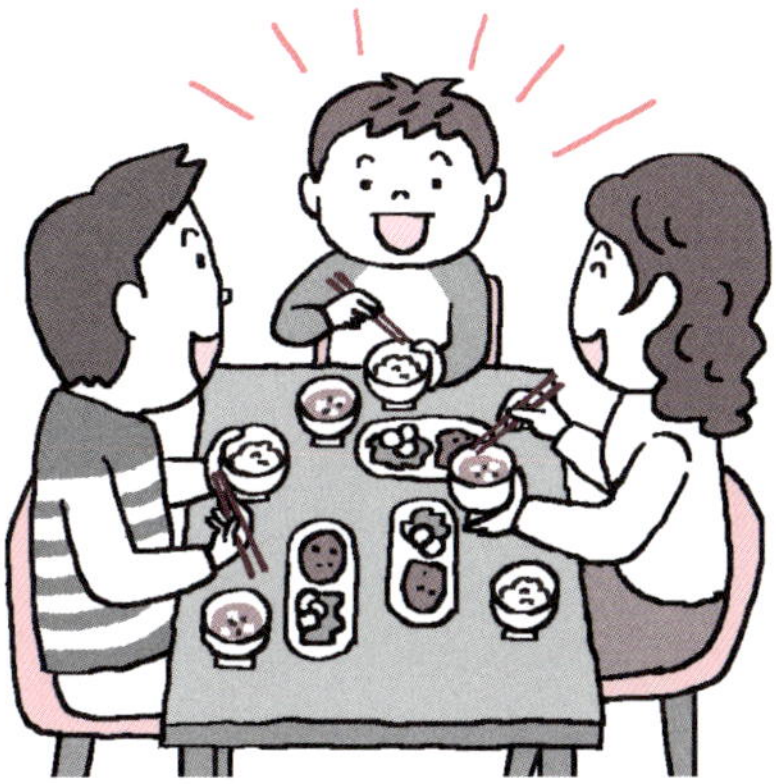

① 子どもが頭痛を訴えたらどうするの?

▼まずは頭痛があることを受け止める
▼子どもを観察し、受診が必要な二次性頭痛かを確認
▼二次性頭痛ではない場合、いつも通り行動できているか

まずは子どもに頭痛があることを受け止めることが大切です。同時に、「頭を冷やしたり温めたりしてほしいか」を聞きましょう。その声かけで子どもは、保護者が頭痛があるということをわかってくれたと思い、気持ちが楽になります。

また、子どもの様子を観察します。体温を測り、発熱はないか、咳など風邪の症状はないかなど、受診の必要性があるかどうか（二次性頭痛でないか）を最初に確認しましょう。二次性頭痛でなさそうであれば、頭痛で動きが悪くなっているか、いつも通り行動できているかをみます。例えば、テレビをいつもどおり見ている、きょうだいとじゃれているなどであれば、子どもが頭痛によってあまり困っていないことを示しています。この場合はすぐに受診せずに、しばらく様子をみてよいでしょう。その後、ときどき同じように頭痛の訴えを繰り返すようであれば、一度かかりつけ医を受診することをおすすめします。

どんな頭痛の場合に受診すればよいかについては、詳しくは第2章「受診のしかた（☞94〜95頁）」をご覧ください。

② 家庭でできる頭痛の予防対策

2-1 からだの健康

頭痛の予防には、日頃から心身ともに健康を保つ心構えが大切です。特に思春期には頭痛が慢性化することがあり、小さい頃からの予防対策と心構えが必要です。家庭でできる対策の多くは、第2章（☞118頁）で触れた「非薬物治療（薬に頼らない治療）」でもあります。

十分な睡眠時間

▼小学生では特に睡眠不足が頭痛と関連
▼「早寝、早起き、朝ご飯」のすすめ

日本の子どもの睡眠時間は、各国の平均よりはるかに少ないことが知られています。著者は、特に小学生では睡眠不足が頭痛と関連していることに気づきました。例えば、睡眠時間を1時間増やすことで、頭痛が明らかに減った子どもがいます。

「寝る子は育つ」、「早起きは三文の得」のことわざのように、日本小児科医会でも「早寝、早起き、朝ご飯」を推奨しています。子どもには、「眠っている間に成長ホルモンが分泌されるから、たく

さん寝ると背が伸びるよ」と話すと、早く寝るようになります。

子どもを大人の生活リズムに合わせようとせず、寝室はなるべく暗く静かな環境にします。夕食後に、テレビやゲームなどのブルーライトを浴びることは、体内の生物時計を狂わせ、いわゆる時差ボケ状態を作るのでなるべく避けることが大切です。

食育

▼楽しい食卓は子どもの成長に大切
▼食事は親子のスキンシップ

楽しく食卓を囲むことは、子どもの成長に欠かせません。必ずしも手作りでなくても、家族がみんなで食事をすることが大切です。食事中のほっとしたときに、子ども同士の会話で親にも言えなかった学校の問題がぽろっと口に出ることもあります。テレビをつけずに食事に集中することはとても大切です。

子どもが思春期になり、つらいことが増えて無口になっても、食卓について家族といっしょに食事ができていれば大丈夫です。ある母親は、「息子は反抗期まっただ中の高校生で、でも作って持たせたお弁当が空になって戻ってきたら、スキンシップがとれていると思う」と語っていました。

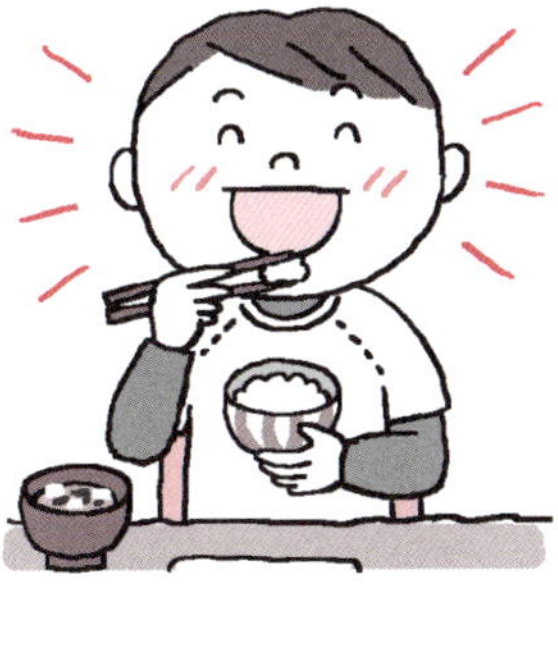

子どもの生活とスケジュール

▼過密なスケジュールになっていないか
▼無理なく楽しく生活できているか見守ろう

小学生のなかには、習い事でスケジュールが過密になっていて、疲れているのにやめたいと言わない子どもがいます。結局、頭痛が続いてしまい、習い事だけではなく登校もできなくなった小学生もいました。

中学生では、入学後に「体育会系でないのに運動部に入り、疲れ果てた」「運動は好きだけど、部活内の顧問を含めた人間関係がうまくいかない」「クラブチームでサッカーをやっていたが、選手に選ばれなかった」など、小学生の頃とは違う大変さがあります。文化系では、吹奏楽部の練習が厳しく、音楽は好きだけどついていけなくなり、頭痛を含む体調不良に陥った子どももいました。

良い子ほど「やめたい」と言えず、頭痛などの症状が出ることが多いので、〝子どもが無理なく楽しく生活できているか〟を見守ることも大切です。

電子メディアの制限

▼頭痛や昼夜逆転の原因に
▼ブルーライトによる健康被害も
▼使用時間のルールを決める

●子どものインターネット依存

学校の長期欠席が続くと、保護者からは「家で1日中スマホやパソコンでゲームをしている」、外来で子ども自身から「ぼく、ネット依存です」と言われることがあります（慢性連日性頭痛の症例7、☞36頁）。実際、夜中にゲームをしていることが昼夜逆転の原因になることもあります。保護者が担任の先生に「スマホのコミュニケーションアプリをやめるように言ってください」と頼んだという話も聞きますし、著者の外来でも「先生から注意してほしい」と頼まれることがあります。

●使用には取り決めが必要

オンラインゲームはほとんど夜に行われ、一度入ると抜けにくい、オンラインゲーム上の友だちしかいなくて、それをやめると友だちがいなくなるなどが子どもの言い分です。スマートフォンなどの電子メディアを買い与える前に、有害サイトから子どもを守るフィルターをかける、使用時間のルールを作り、やぶったら取り上げるなどの取り決めが必要です。実際、夜9時か10時には親がスマホを預かっているという話も聞き、当たり前ですが立派だと思います。

スマートフォンやゲーム機の画面が発するブルーライトの長期曝露による健康被害も心配です。「食べさせている保護者がボスである」はしつけの本質で、メディアの制限も家庭でのしつけの1つであると思います。

Column

金銭感覚を正しく養うことも大切

付き添いの保護者から、親の世代には長期欠席はなかったという話を聞くことがあります。メディア上でも学校の長期欠席児童の増加を報道しています。

これは特殊な例かもしれませんが、ある長期欠席の男子中学生との新年の外来での会話です。男子中学生「先生、ぼくお年玉たくさんもらったから全部使って、自分の部屋にテレビとビデオを買ったんだよ」。私は思わず「あのね、お年玉はおじいちゃん、おばあちゃんが一生懸命働いて貯めた大切なお金だよ、働いていない君がそんな大金使うのは間違ってる」と言ってしまいました。ちょっとしょぼんとした男子と入れ替わりに診察室に入ってきた父親には、「お宅の事情がわかりました。大金を使わせる環境が、がまんのできない子どもを作ってしまったと思います」と話しました。父親は私の話を聞いた後、目に涙を溜めていたので、理解してくれて、その後の子育ての参考になったのがわかりました。

物質的に豊かにすることで、子どものがまんや工夫、将来働いて自分でほしいものを買いたいという意欲を損なっている気がしてなりません。それがひいては不登校の原因になっていることがあるのかもしれません。長期欠席の子どもの保護者が「何か自分たちでできることは?」と聞いてきたときはすかさず、「買ってほしいと言われたらすぐ買わずに、待つことを教えてください」と話しています。そんなささやかなことが、子どもに集団生活でのがまんや待つことを教えるような気がしますが、いかがでしょうか?

2-2 心の健康

子どもの性格を知る

▼子どもはどんな性格なのかを考える
▼頭痛の種類によって特徴的な性格も

子どもと別に保護者から話を聴くときには必ず、「お子さんはどんな性格だと思いますか？」と質問します。片頭痛のある子どもの多くは、頭痛発作のないときは活発で、学校が好きです。

慢性連日性頭痛の子どもは真面目で、自分を出すのが苦手、先生からは良い子と思われがちな子どもです。学校では友だちとの付き合いが不器用で疲れやすい子どもが多いようで、そのことを保護者もわかっていることが多いです。

バッテリー切れ状態

▼思春期で長期欠席の子どもに多いバッテリー切れ
▼「がんばれ」より、「よくやっているね」の声かけを

4歳になったばかりの男の子が幼稚園から帰り、かばんをほっぽり出して、パーカーを着たまま寝転がってしまいました。母親が「かばんをちゃんと片付けないとだめでしょ！」と注意したら、「ぼく電池切れちゃったの」と言って、壁に手を持っていき充電するようなポーズをとっていたそうです。この子の場合はうまく表現できていますが、思春期で長期欠席が続く子どもを診ていると、完全にバッテリーが切れるまで頑張って、どうやって充電するのかもわからなくて苦しんでいることをしみじみ感じます。

特に小学校から塾通いし、中高一貫校に入学し、そこがゴールと思っていたのに、入学後の成績が思わしくなく、実はここからが6年間の新たなスタートだと気づいた中学1年に多いようです。また地元の中学に入り、1学期は頑張っていたのに9月から頭痛が始まり、登校できなくなる子もバッテリー切れ状態であると思います。子どもが余力を残して生活できるようにするのはなかなか難しいのですが、保護者からは「がんばれ」より、「よくやっているね」の声かけのほうが望ましいと思います。

楽しいと思える生活

▼「なんにも楽しいことがない」は抑うつ状態
▼子どもが元気になることが大切
▼「楽しいこと探し」を続ける

頭痛で長期欠席が続いている子どもと話すときは、「前回から何か楽しいことはあった？」と聞いています。「何もない」という子どもがほとんどで、胸が痛くなります。「じゃ何か美味しいと思った食べ物は？」と聞いて、答えが返ってくるとほっとします。

「なんにも楽しいことがない」という状態は、一過性であっても、抑うつ状態を示しています。登校しようと思ってもできないのは、子どもにとってトンネルの中に入り込み、出口が見えない状態なのだと思います。バッテリー切れとも通じることですが、子どものエネルギーが枯渇しないよう温存しながら、無理なく生活できることが大切だと思います。

長期欠席が続いている子どもで、学校以外の昔やっていた習い事（スポーツ、音楽など）がある場合、「また始められるといいね」と勧めています。元気にならないと、登校に気持ちが動かないからです。保護者も最初は学校欠席にこだわっていますが、そのうち少しずつ、登校しなくても子どもが元気になることが大事と理解するようになり、これが子どもにも良い影響を与えます。「お父さんと夜、散歩を始めたよ」とちょっと誇らしげに報告してくれる中学生男子もいました。今も外来で、学校に行けない子どもたちと「楽しいこと探し」を続けています。

子どもにとっての公平

▼公平に子どもと接する
▼子どもの能力は生まれつき得意・不得意がある

きょうだいがいる場合の保護者に期待されるのは、「公平に子どもと接する」ことです。これはなかなか難しく、子どもからは公平でないという声をよく聞きます。その大きな要因は、子どもの能力はさまざまである、ということです。例えば、兄が良い成績をとってくると保護者はうれしそうな顔をします。それを見ていた勉強の苦手な弟は「ぼくはだめなんだ」と自尊感情が持てなくなります。しかも保護者が、努力が足りないから成績が上がらないと思い違いをしていることが少なくありません。

これまでたくさんの子どもを診てきて、子どもの能力は生まれつき得意・不得意があって、努力も才能のうちと思うようになりました。保護者が学校の成績以外の子どもの良いところを褒めて育てると、能力によらず自信を持てる子どもに育つのではないでしょうか。

子どもの人格・本能を大切にする

▼子どもには保護者とは別の独立した人格がある
▼自主性を重んじ、過保護にならないようにする
▼思春期では親離れ・子離れも大切

●子育ては〝預かり育てている〟

子どもは、産んだのは母親ですが、〝預かり育てている〟という感覚の子育てが大切です。〝子どもは保護者とは別の独立した人格を持っている〟と思うと、肩の力がぬけた子育てができます。そして、子どもが将来一人で生きていけるよう自主性を重んじ、過保護にならないようにすることが大切です。

●一人っ子と仲良し母子

きょうだいがいる場合は小さい頃から闘い方がある程度わかっていますが、子どもが一人っ子の場合、特に中学校になると、学校生活の場で自分の出し方がわからず、頭痛が理由で登校できなくなることがあります。子どもの意志を確認しながら、子どもが自分で決めて行動できるよう家庭での配慮が大切だと思います。

また、子どもと密着し過ぎた仲良し母子は、子どもが思春期になって、離れたいのに離れられないという葛藤を生じることがあり、注意が必要です。反抗について思春期の子どもにたずねたとき、「だって反抗する理由がない」ということがあり、物わかりが良過ぎる保護者の存在にびっくりすることがあります。「大人にむかつくのが当たり前で、それを通過しないと大人になれない」と話すと、子どもはあっさり親離れができることが多いです。ところが、親、特に母親は子離れができず、気持ちが落ち込むことが多いようです。そのような場合は、子どもが巣立った後の長い人生に備えて、自分の人生を探すよう勧めています。

子どもに対する両親の役割

▼互いに一方だけを責めないようにする
▼大切なのは子どもにとって家庭があたたかい居場所であること

●両親がともに取り組む

子どもが登校できないなどの問題が生じると、母親が自分に責任があると落ち込むことが多いようです。父親がいる場合、子育ての責任の半分は父親にあると思いますが、母親を責める父親がいるのも事実です。外来に両親で受診する場合、父親が受診するだけで解決の道が開けているように感じます。

●ひとり親家庭の場合、子育ては「量より質」

ひとり親家庭が増え、母親のみ、父親のみで子育てしている場合も多いのですが、子どもにとってはどちらも唯一の存在なので、子どもの前ではいない親の悪口や愚痴は極力避けたほうがよいと話しています。一緒に生活していなくても、成長するためには良い母親像や父親像が役に立つからです。

慢性連日性頭痛に陥る子どもは、大人を気遣うやさしい性格の子どもが多いのですが、ひとり親の場合は、反抗など自分を出せない状況がさらに強まっていることがあります。ひとり親の場合、外の仕事と家事と、親の負担が大きいので、子育ては「量より質」というところがあるように思います。いつも子どもに気配りし、一緒にいるときに子どもにとって家庭があたたかい居場所であれば十分です。子どもが幼少時に母親が家を出て、ひとりで2人の子育てをしているある父親は、行事のお弁当も作り、不登校気味の子どもの通院も定期的に付き添っていました。その子は今春に大学入学、自分の経験を生かし心理関連を勉強したいと話しています。

保護者の心の健康

▼子どもの精神状態は親の精神状態の鏡
▼親も自分の楽しみをもつ

●親にうつ病など精神疾患がある可能性も

子どもが不登校に陥り初診で受診したとき、付き添いの母親が涙ながらに困っている現状を語るということはよくあります。しかし、受診するごとに母親が涙を流すような場合は、母親にうつ病などの精神疾患がある可能性もあるので、母親自身が心療内科を受診するように勧めています。母親が精神的に落ち着くと、子どもも落ち着いてくることがほとんどだからです。

●子どもの思春期は家庭の問題が重なる時期

子どもの思春期は、母親の更年期と重なることがあり、さらに自分の親の介護の問題が加わることもあります。父親がうつ病による休職中で、母親の心身の負担が大きい家庭もあります。保護者、特に母親に勧めることは、「自分の楽しみをもつ」ことです。生き甲斐が子育てだけになっている場合、それがうまくいかなくなると落ち込みが強いようにみえます。趣味でも仕事でも「自分の時間を自分が使っている」という感覚が、自身を元気にしてくれると思います。子どもの心の健康を保つために、保護者の心の健康にも配慮する必要があります。

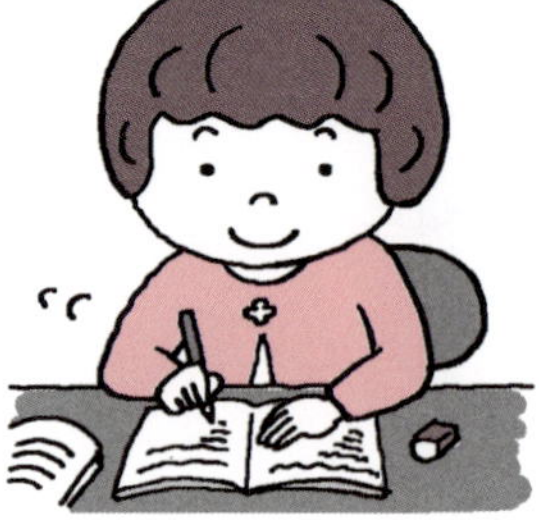

3 家庭での薬の使い方

▼鎮痛薬は服用のタイミングに注意
▼予防薬は毎日服用し、継続する
▼子どもの行動から薬の効果を観察する
▼緊張型頭痛は、薬を使用せずに日常生活の環境を整える

●片頭痛の薬（第2章の表3、☞121頁）

＊鎮痛薬の飲み方

頭痛時はイブプロフェン錠（ブルフェン）またはアセトアミノフェン錠（カロナール）といった鎮痛薬を、頭痛が始まったらできるだけ早く使用し、その後、休息をとります。子どもが静かになった、生あくびをし始めたなどは、片頭痛になる前の予兆といわれる症状です。片頭痛は月に2～4日ある程度の頭痛発作なので、ためらわずに薬を使いましょう。

トリプタンは子どもには適応外使用ですが、鎮痛薬が効かない、または効き始める前に嘔吐する場合は、スマトリプタン点鼻薬（イミグラン）を処方することがあります。嘔吐がない場合には、他のトリプタンの錠剤も処方することがあります。

＊薬の効果を観察する

薬の効果は、鎮痛薬は内服後30分くらいから効き始め、約3時間で効果が弱まってきます（第2章の図9、☞121頁）。点鼻薬は15～20分で効き始めます。薬が効いたかどうかは、子どものその後の行動でわかります。子どもの動きが良くなった、眠った後、頭痛のことは言わなくなり食事ができたなどの保護者の観察から、薬の効果を確認することができます。

再診時には、子どもにも薬の使用のタイミングと、どのくらいで薬が効き始めたかについて確認していますが、薬を口に入れたらすぐ効いたとか、半日後に効き始めたというのは、薬の効果とはいえません。子どもの薬の治験《ちけん》（薬として承認を受けるために行う臨床試験）では、成人よりプラセボ（偽薬）効果が強く、実際の治療薬でなくても効いてしまい、うまくいかないことはよく知られています。

＊予防薬は毎日服用する

頭痛の治療薬を月に10日以上使用、あるいは回数は少なくても毎回嘔吐を伴う場合は、小児にも予防薬（第2章の表3、☞121頁）を処方することがあります。よく使うのは、10歳未満にはシプロヘプタジン錠（ペリアクチン）、10歳以上にはアミトリプチリン錠（トリプタノール）で、予防薬は毎日内服する必要があり、継続して飲むようにします。

＊市販の鎮痛薬は子どもには勧められない

片頭痛は、近年は治療法が確立し、なかには予防・治療が効きにくい場合もありますが、治療が有効な頭痛であるといえます。ただし、思春期女子の月経に関連した片頭痛は、長引く上、

鎮痛薬やトリプタンが効きにくい場合があります。また、ドラッグストアや薬局などで購入できる市販の鎮痛薬は、無水カフェイン（☞MEMO）を含む配合剤が多いので子どもにはお勧めできません。

● 緊張型頭痛

＊薬を使用しない非薬物療法が第一

緊張型頭痛はなだらかな頭痛で、鎮痛薬を使用するタイミングがわからず、子どもでは薬が効いた感触もはっきりしません。また、片頭痛のような月に2～4回の頭痛ではないので、頭痛ごとに薬を使用すると回数が多くなってしまいます。

片頭痛のところでも書いたように、子どもでは薬のプラセボ効果が強いので、鎮痛薬でなくても効くかもしれません。実際、毎朝の頭痛で薬をほしがる中学生に、保護者と相談し、鎮痛薬の替わりに整腸薬を処方したことがありました。薬を飲んで登校するのであれば、一時期はそれも1つの方法かもしれないと思ったのです。その子は慢性連日性頭痛を乗り越えて、今は高校に通学中です。

スマートフォンなどの電子メディアの使い過ぎで姿勢が悪くなっている場合は、肩や背中の〝こり〟からくる頭痛もあります。習い事や学校生活のストレスがないかなども含め、慢性緊張型頭痛にならないよう、早めに環境を調整することが必要です。

結論として、緊張型頭痛は、薬は使用せずに日常生活の環境を整える「非薬物療法」が勧められます。

MEMO　無水カフェイン

脳の神経に興奮的に作用し、ねむけ、倦怠感、頭痛などに効果があるが、過剰摂取により不眠、めまいなどの症状が現れることもある。子どもはカフェインに対する感受性が高いとされている。

④ 家庭でできること（不登校につながる慢性連日性頭痛の場合）

学校欠席が増えたときの初期の対処法

▼ 慢性連日性頭痛は、鎮痛薬などが効かない頭痛と認識する
▼ 理由を聞くよりも、家庭で子どもの居場所を作る
▼ 休日や家庭では、普通に過ごせていれば良しとする

●ドクターショッピングになることも

子どもが平日の朝に頭痛を訴え、登校をしぶるようになると、保護者はまず頭痛を治そうと医療機関を受診します。そこで画像検査などで異常がないと言われ、片頭痛の診断で薬が処方されることがあります。朝の頭痛で起きられないので、起立性調節障害と診断され、生活指導や薬物治療を受けている子どももいます。

片頭痛や起立性調節障害が基礎にあり、診断は一部正しい場合もありますが、いずれの治療もうまくいきません。慢性連日性頭痛は、鎮痛薬などが効かない頭痛との認識が大切です。そうでないと、頭痛を治そうとドクターショッピングをし続けることになるからです。第1章、第2章の慢性連日性頭痛のところで解説したように、慢性連日性頭痛は、思春期という年齢、自分をうまく出せない性格や環境要因が重なって、バッテリー切れ状態となり、それが強い連日性の頭痛になって表れていると考えられます。

●登校しなくても保護者にとっては〝可愛い子ども〟

第一に、登校しなくても保護者にとっては〝可愛い子どもであること〟に変わりはないという思いを意識して、家庭で子どもの居場所を作ることから始めます。反抗期がない子どもが圧倒的に多いので、反抗できる環境を整えます。登校できなくなった原因を突き止めることはあまり意味がありません。理由を聞いても子どもが気づいていないことが多く、いじめなどがあっても保護者には話さないのがふつうです。

●引きこもりにまで進行してしまう前に受診を

著者が「前は低かった学校の塀が、越えられないほど上がってしまって登校できないんだね」と表現すると、子どもはうなずいてくれることが多いです。休日や家庭にいるときは普通に過ごせていれば良しとします。もし、家でも涙もろく食欲がない場合は抑うつ状態かもしれません。子どもの状態が悪化するときは、頭痛だけでなく、引きこもりの状態にまで進行してしまう場合があります。そうなる前に受診し、頭痛があることで医療機関につながり、サポーターが増えることはむしろ良かったと思うようにすると、気持ちが楽になるでしょう。

不登校の状態評価

▼遅刻・欠席・保健室通いが多くなった段階で受診する
▼できたことを褒めて、できていないことには触れない

●子どもの今の状況を理解する

不登校児の増加のニュースがしばしば報じられていますし、外来でも不登校にまつわる相談が多いのも事実です。不登校は年間30日以上の欠席をいいますが、すでにこの不登校の基準を満たしている慢性連日性頭痛の子どももがいます。その他に、教室外登校や、遅刻・早退が多い部分登校は不登校予備群とよばれ、不登校の子どもと同じくらいいるとのことです。

表1の不登校の状態評価(1)は、保護者に子どもの今の状況を説明するのにとても役立ちます。この表で、遅刻・欠席・保健室通いが多くなった第2段階の「状態1」からの受診が、早期治療につながります。

例えば「保健室や相談室登校が、たまにでもできていれば立派なのです。もっと登校させようとせず、今できていることを褒めて自己評価を上げることが、次につながります。『もっと頑張れ』と言ってしまうと、今できていることもできなくなる可能性があります」と、この表を使いながら説明します。

●中高生の不登校は大人の引きこもりにつながることも

自己評価が下がったときに慢性連日性頭痛に陥るので、できたことを褒めて、できていないことは目をつぶって触れないことで、子どもが少しずつ元気になっていきます。最悪なのは子どもを追いつめて、登校できないどころか家に閉じこもって外出できなくなることです。中高生の不登校は大人の引きこもりにつながることがあり、細心の注意が必要です。

[参考文献]
(1) 日本小児心身医学会編『小児心身医学会ガイドライン集 改訂2版』南江堂、2015

【表1】不登校の状態評価

状態0	登校できる	外出できる	ほぼ平常に登校している
状態1			遅刻・欠席がしばしばある 保健室通いが多い
状態2			保健室・相談室登校 半分以上欠席
状態3	登校できない		学校以外の施設への定期的参加ができている
状態4			比較的気軽に外出できる
状態5		外出できない	家庭内では安定しているが外出はむずかしい
状態6			部屋に閉じこもり、家族ともほとんど顔を合わせない

(「日本小児心身症学会編：小児科医のための不登校診療ガイドライン，小児心身医学会ガイドライン集―日常診療に活かす5つのガイドライン，改訂第2版，p.101，2015，南江堂」より許諾を得て転載)

不登校に対する対処法

▼「明日は学校に行く」と言われても喜ばないようにする
▼学校で勉強している時間帯はメディアを禁止
▼蝶になるのを辛抱強く待つ

●保護者の喜ぶことを言ってしまう

不思議なことに、欠席が多い子どもが、「明日登校しようと思う」と母親に言ったり、明日の学校の準備をしたりする場合、翌日登校することはあまりありません。翌朝は頭が痛いと訴えて起きられず、昼まで寝ていることが多いです。保護者の喜ぶことを言ってしまい、結果的に自分にプレッシャーをかけてしまうようです。

子どもが、「明日学校に行こうと思う」と言ったら、「あ、そう。でも学校は無理して行かなくてもいいよ。朝になって決めたら?」と言い、あえてうれしそうな顔をしないようにしましょう。そして、そのような場合に保護者、特に母親が何をすべきかというと、朝起こす（機嫌の良いときに何回まで起こすか決めておく）、食事を用意する、洗濯をする、希望があれば学校に送るくらいです。保護者が仕事をして家計を支えているように、子ども自身が学校は仕事のようなものと思っているので、登校できない自分を責めています。

●保護者との言い争いは、本音を出し合える良い機会

ただし、頭痛で欠席しているのに子どもがテレビを見たりゲームをしている場合、みんなが学校で勉強している時間帯は、当然のことながらそれらのメディアを禁止すべきです。それこそしつけの一部で、保護者との言い争いが生じても、かえって本音を出し合える良い機会になるかもしれません。

元気になると退屈してくることが多く、それも次のステップにつながります。長期欠席で保護者が毎日学校に電話をするのがストレスであれば、「登校するときは連絡します」と申し入れておくとよいと思います。もう1つ保護者の仕事を付け加えるとしたら、「待つ」ということだと思います。第2章でも書いたように、思春期はさなぎの状態にあるので、蝶になるのを辛抱強く待つことが重要です。

子どもが落ち着いてきたときの対応

▼登校するように言わないのも一法
▼子どもが元気になるように働きかける
▼自分で道を選択できることを子どもに伝え続ける

「落ち着いてきたとき」とは、「家庭での生活が規則的になり、精神的な不安定さがなくなったとき」のことです。この時期に、保護者が子どもに登校するように言わなくなると、ちょっと心配になって自分のことは自分で決めるという気持ちが芽生えるかもしれません。放課後登校、適応指導教室（教育支援センター）、習い事などをときどき提案してみましょう。信頼できる大人が見つかると、子どもは少しずつ元気になります。

中学生の場合は、高校に視点を移すと将来設計を開始でき、元気になることがあります。高校生では、転校やバイトなどが環境調整と自己評価を上げるのに役立つこともあります。中高生の長期欠席につながる慢性連日性頭痛は、本当は一時期です。そして道は1つではなくいくつもあって、自分で選択できると子どもに伝え続けることが大切です。子どもがもう一度自信をもって生活でき、いずれは蝶になって社会に飛び出せるように保護者、学校、医療機関が協力していきたいものです。

Column

慢性連日性頭痛の改善には、中学卒業後はバイトなどの社会勉強も効果的

勉強は好きではないけれど、働くことは好きという子どもがいます。中学生ではアルバイトはできませんが、卒業後に高校生活がうまくいかなくなったとき、アルバイトを勧めることもあります。

子どもは、アルバイトで給料をもらうためにはがまんして働かなければならないことを学びます。同僚や先輩からは、仕事の他にも人生に必要な大切なものを学ぶこともできるでしょう。働いて自分の口座に給料が振り込まれる体験は、少額であっても子どもの意欲と自信を回復させます。

むしろ学校も続かず、アルバイトにも行けない中学卒業後の子どもが心配です。引きこもりにならないよう、社会とつながることができる何かをあきらめずに探していかなければなりません。

Part.2
頭痛の基礎知識編

第4章

保育所・幼稚園・学校での対応

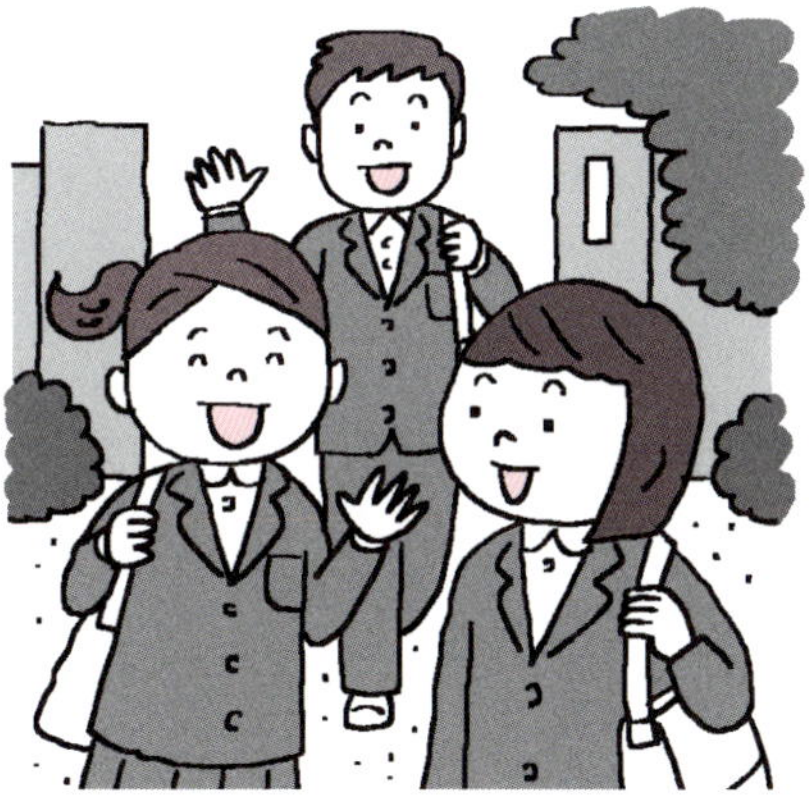

① 保育所・幼稚園で頭痛の子がいたら？

▼まずは頭痛があることを受け止める
▼原因のある頭痛か、原因のない頭痛か
▼お迎えのタイミングを考慮する

幼児期から頭痛を訴える子どもの場合、まずは頭痛があることを受け止め、教職員がわかってあげることで子どもは安心します。その上で、処置が必要かどうかを考えます。

●感染症など原因のある二次性頭痛でないか

体温計で発熱の有無を確認し、咳や胃腸症状がないかをみます。教職員の見ていないところでの頭部打撲の可能性もあるので、念のため子ども本人だけでなく周りの子どもたちにも聞きましょう。意外と多いのは、長時間通園バスで揺られ、車酔いで頭痛を訴える場合です。

●原因がない一次性頭痛の場合

＊片頭痛

幼児の片頭痛は気づかないこともありますが、生あくびをするなどの予兆といわれる症状があり、その後、頭痛が始まります。いつもは活発な子どもが〝何か変〟という状態です。まず暗い静かな部屋で休ませましょう。子どもが望めば、頭の痛む部分を冷やすとよいでしょう。片頭痛は18歳未満の子どもでは2時間以上頭痛が続きますが、幼児では1時間程度のこともあります。嘔吐を伴うこともあるので、対処できるように物品などを準備しておきます。

頭痛が続く場合は、保護者に連絡して迎えを頼むことになると思いますが、その際にいつも使っている鎮痛薬があれば、持参してもらうとよいでしょう。片頭痛は頭痛が強いときは動きたくないものなので、お迎えのタイミングの配慮が必要です。

就学前の子どもの薬の預かりは、それぞれの施設によって考え方が違うと思います。片頭痛は、頭痛が始まったらなるべく早く薬を使用することで効果があります。すでに片頭痛と診断され、鎮痛薬が処方されていて長時間保育の子どもの場合は、薬を預かることが望ましいと思います。

＊反復性緊張型頭痛

毎朝、登園前に家庭で頭痛を訴える場合は、片頭痛ではなく緊張型頭痛です。片頭痛と違って動けないほどの強い頭痛ではありません。もちろん頭痛の訴えは受け止め、子どもにどうしてほしいかを聞いてみましょう。同時に、近いうちに発表会があるので緊張しているなど、生活上のストレスがないか探ってみます。例えば、集団で行動するのが苦手、運動が嫌いなど、子どもなりの理由を抱えていることがあります。また、友だちや教職員とうまくいかないと感じていることも頭痛になって表れることがあります。

② 学校（小・中・高）で頭痛の子がいたら？

▼原因のある頭痛か、原因のない頭痛か
▼二次性頭痛の可能性があれば保護者に連絡

学校での子どもの頭痛は、まず第一に、感染症による頭痛や頭部打撲による頭痛など、何らかの原因のある二次性頭痛かどうかを確認します。二次性頭痛の可能性があれば保護者に連絡し、早めに医療機関での受診を勧めます。

原因疾患がない場合は、一次性頭痛の片頭痛か緊張型頭痛です。また、連日のように頭痛を訴え、遅刻・早退・欠席が長期化している場合は、慢性連日性頭痛の可能性もあります。これらの頭痛の種類別の具体的な対処法については、次頁（☞152頁）から詳しく説明します。

また日本頭痛協会では2012年からホームページで、学校と家族に対する子どもの頭痛の啓発活動を行っています。ホームページの「養護教諭と教師向け資料」[1]から「知っておきたい学童・生徒の頭痛の知識」（著者　藤田光江）（図1）のパンフレットがダウンロードできますので、ぜひご活用ください。

[参考文献]
（1）日本頭痛協会、養護教諭と教師向け資料、日本頭痛協会ホームページ
(http://www.zutsuu-kyoukai.jp)

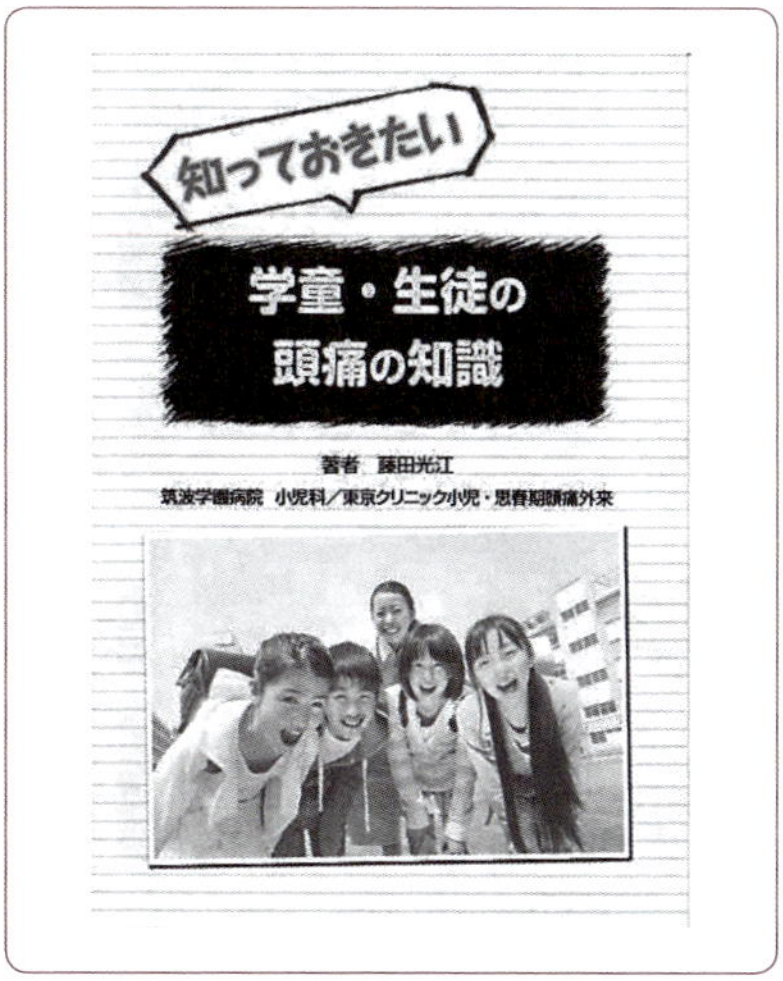

【図1】養護教諭と教師向け資料
学童・生徒の頭痛の知識（養護教員用頭痛冊子2013年版）。日本頭痛協会ホームページ(http://www.zutsuu-kyoukai.jp)からダウンロードできる。

③ 子どもの頭痛の種類による対応法

3-1 片頭痛と緊張型頭痛

- ▼まずは頭痛があることを受け止める
- ▼片頭痛では頭痛発作時の対応が大切
- ▼片頭痛では発作の症状に合わせた保健室の利用を
- ▼緊張型頭痛はストレスの有無、スマホやゲームのやりすぎ、睡眠不足を確認

●片頭痛の対応

＊子どもにも片頭痛があることを知る

片頭痛は学年にかかわらず、発作時の対応は同じと考えてよいです。まず片頭痛という病気が子どもにもあるということを知っておくことが大切です。片頭痛は、第1章の図2（☞63頁）のように、だるいなどの疲労感や生あくびなどの予兆といわれる症状から始まり、その後、頭痛が次第に強くなります。頭痛には悪心《おしん》（吐き気）や嘔吐が伴うことがあり、また光過敏や音過敏がある場合が多く、暗い静かな部屋での安静が必要です。

すでに片頭痛と診断され、薬を持参している子どもの場合は、なるべく早く薬を服用させて安静にすると1～2時間で軽快し、教室に復帰できることもあります。片頭痛の場合、痛みが強いときには動きたくないものなので、痛みが一番つらい段階にあるときに帰宅させるなどの行動は避けるべきです。

＊さぼっているようにみえることも

片頭痛の子どもは、頭痛がないときは普通に学校生活ができ、むしろ活発な子どもが多いです。しかし、頭痛発作時は急に動きが悪くなり、教師からはさぼっていると見えることがあります。体育の授業中に片頭痛発作が起き、つらくて動けなくなったとき、教師から怠けていると思われて叱られた後、登校できなくなった子どももいました（慢性連日性頭痛の症例8、☞38頁）。

学校で片頭痛発作が起きた場合、教職員が片頭痛に対して理解があるかどうかで対応が大きく分かれます。例えば、小学3年の女児の母親から「学年が変わった新学期、学校で片頭痛発作が起きたとき、子どもが担任に伝えると、保健室に行くように言われ、持参の薬を飲み寝かせてもらえた。起きたときに頭痛は良くなっていて、また授業に復帰でき、前担任から今の担任に片頭痛のことが申し送られていてありがたかった」と聞きました。また教室の座席を、窓際から日の当たらない廊下側の席に移してもらって片頭痛発作が減った小学生男児もいます。

＊言い出せない子どももいる

ただし、学校に保護者から片頭痛のことが伝えられていても、授業中には言い出せず、机の下にもぐって頭痛の薬（イミグラン点鼻液）を使ったという小学生男児もいるので、頭痛がある

ことを言い出せない子どももいることを理解してほしいと思います。また多くの中学校では、保健室での休養は原則1時間（それ以上は教室に戻るか、保護者に連絡し帰宅するかを選ぶ）とする1時間ルールがあります。片頭痛発作の場合は、症状に合わせて保健室を利用できるようにお願いしたいと思います。

反復性緊張型頭痛の対応

緊張型頭痛の場合は、片頭痛のように強い頭痛ではなく、また鎮痛薬が効く頭痛ではないことを知っておく必要があります。学校や家庭生活におけるストレス、スマホやゲームのやり過ぎによる首や肩の凝り、睡眠不足などと関係があります。

また慢性連日性頭痛の前に回数の少ない緊張型頭痛が始まる、あるいは片頭痛のある子で頭痛の頻度が増えてきたときは、緊張型頭痛の共存が考えられます（第1章の図4、☞84頁）。

頭痛が増えたときは、学校や家庭生活のストレスについて、それとなく聞いてみることが必要でしょう。緊張型頭痛は片頭痛と比べて症状が軽いので、仮病に見えることが多いかもしれませんが、頭痛は子どものＳＯＳとしての症状であると捉え、まずは頭痛があることを受け止めてあげることが大切です。ただし保健室の利用に1時間ルールがあれば、反復性緊張型頭痛の場合はそのルールに従ってよいでしょう。

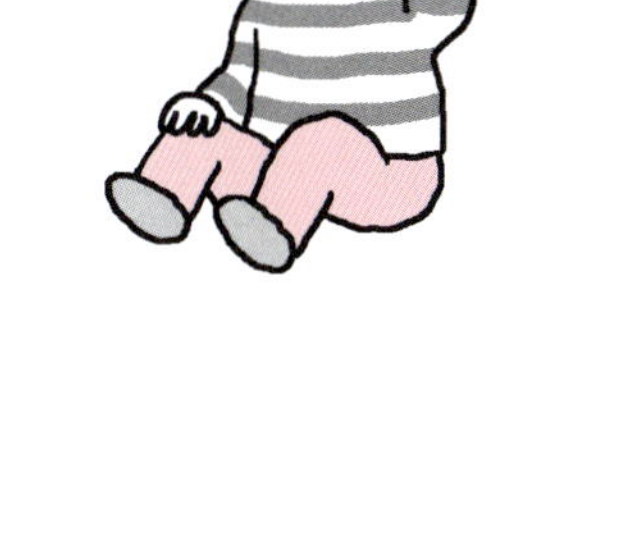

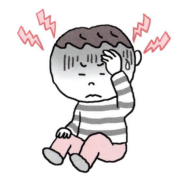

3-2 不登校につながる慢性連日性頭痛

学校欠席の初期対応

▼教室以外の居場所を作る
▼その日だけでも登校できたことを評価する
▼学校側にも理解と協力をお願いする

平日の朝、毎日のように頭痛を訴えて登校をしぶるのは、反復性緊張型頭痛が連日性頭痛に移行するサインです。早い段階で気づいて対処できれば、長期欠席につながる慢性連日性頭痛（1ヵ月15日以上の頭痛が3ヵ月以上続く）を防ぐことができるかもしれません。

思春期という年齢、自分を出すのが苦手な性格、頑張りが続かなくなったバッテリー切れ状態など、頭痛を訴えて欠席し始める理由はさまざまです。学校は子どもたちにとって、教育を受ける貴重な場であり、大切な居場所です。その学校に行くことができないのは、子どもにとって大きな損失であり、長い目で見れば社会の損失にもつながります。

保健室や相談室などの別室、スクールカウンセラーの活用

第3章の表1（☞146頁）に不登校の状態評価を示しました。とりあえず学校の門をくぐれるが教室に入れない子どもには、教室以外の居場所作りが必要だと思います。保健室はインフルエンザや風邪などの子どもも来ますし、養護教諭の負担を考えると、風邪症状がない場合の居場所として適切ではありません。学校によっては、教室に入れない子どものために、相談室などの別室があるところもあります。

また支援教室のある学校では、その部屋と支援の教師が対応してくれているという話を聞くこともあります。非常勤のスクールカウンセラーの面接の時間に登校できる場合、それも子どもの居場所となります。

登校できた場合の対応

昼間登校できない子どものなかには、保護者と放課後に登校することが可能な子どももいます。

気をつけたいのは、登校してきた子どもが話し出すまであれこれ理由を聞かない、子どもが別室に行っている場合は無理に教室に引っ張ろうとしないことです。別室に行くのが子どもにとって精一杯な場合、教室に入るのを促されたことで、完全に登校できなくなるケースが多いからです。教室に入れない理由は複雑ですし、心が落ち着くのにしばらく時間が必要です。また、イベントの日には出席できても、平日は出席できない子ど

もいます。他の子どもたちから見ると「ずるい」と感じるのは確かですが、その日だけでも登校できたことを教師に評価されるほうが次につながるようです。

● 学校の理解と協力

ただ学校においては、子どもが別室や保健室を利用したがる場合、ケアの必要な頭痛なのか、単に授業に出たくないさぼりなのか、区別が難しいと聞きます。著者の小児・思春期頭痛外来では、「学童・生徒の頭痛についてのお願い」（表1）を、保護者から学校に渡してもらい協力をお願いしています。特に片頭痛の場合、学校側の理解があり、早めの対処で軽快したという喜びの声を子どもから聞きます。教室に入ることができない慢性緊張型頭痛の子どもについても、医療機関からのこのような書面は、頭痛で通院している証明にもなるので役立つと思われます。

【表1】医師から学校への連絡資料

担任・養護教諭の先生方へ
学童・生徒の頭痛についてのお願い

子どもたちが、心身ともに健康に成長するため、日々のご尽力ありがとうございます。

一般社団法人日本頭痛協会では、学校向け啓発パンフレット「知っておきたい学童・生徒の頭痛の知識」を作成し、公開しています。執筆者は藤田光江です。日本頭痛協会ホームページの養護教諭と教師向け資料からダウンロードできます（http://www.zutsuu-kyoukai.jp/）。

頭痛は幼児から訴えることができる症状で、学校現場でもよくみられます。多くは器質性疾患のない一次性頭痛の片頭痛と緊張型頭痛です。このうち強い頭痛で時に嘔吐などを伴う片頭痛が、保健室でのケアが必要な頭痛です。平熱の上、頭痛は本人しかわからない自覚症状です。まず頭痛があることを受け止め、持参薬があれば保健室で使用させ、睡眠をとらせると軽快することも多いです。片頭痛は、発作頻度は月数回とそれほど多くはなく、ふつうは元気に生活できています。頭痛発作は、小学生では1時間程度の短いものもありますが、中学生では数時間続くので、1時間ルールに限らず、教室復帰や帰宅のタイミングについて、生徒の様子で判断してほしいと思います。

一方、毎日のように頭痛を訴える場合は、片頭痛のみとはいえません。年少時から軽い片頭痛があった子どもが、思春期になってストレスがかかると、緊張型頭痛が加わって、難治な慢性頭痛になることがあります。自分の気持ちを外に出せないいわゆる良い子に多く、不登校に陥ってしまうこともあります。

生活に支障のある頭痛は、医療機関での受診を勧め、頭痛の種類や対処法を保護者から連絡してもらうと、学校での対応もしやすいかもしれません。

今後とも、他の疾患同様、学童・生徒の頭痛へのご理解をよろしくお願いいたします。

筑波学園病院 小児・思春期頭痛外来　藤田 光江

不登校となった場合の対応

▼ 適応指導教室やフリースクールなど居場所を作る
▼ 子どもや保護者と学校側が連絡を取り合える関係を保つ

●可能であれば適応指導教室も利用

学校の門をくぐれないのは、子どもが学校に拒否反応を示しているからだと思われます。小中学生では、市町村の教育委員会による適応指導教室（教育支援センター）が無料で利用でき、学校出席として認められるので勧めています。ただ、自分の学校にこだわり、適応指導教室には行きたがらない子どももいます。また施設が遠方にある場合、特にひとり親では、仕事の都合で連れて行けないこともあり、配慮が必要です。市町村によっては、学校を通じてでなければ適応支援教室の利用は不可とされ、手続きに時間がかかることもあります。

●子どもの居場所作り

費用は発生するものの、民間のフリースクールも子どもの居場所作りに貢献しています。ただ学校出席として認められるかどうかはそれぞれです。こうした学校関連の場所につながることができない場合、昔やっていた習い事などを勧めます。また医療機関の外来は、子どもにとっては来やすい場所のようで、著者の場合、子どもの通院が継続するよう配慮しています。家庭以外に子どもの居場所を作ることが、将来の引きこもりにつながらないためにも重要であると考えています。

●高校生の学校欠席への対応

義務教育でない高校生の学校欠席は、小中学生とは違った対応が必要です。全日制高校では、各授業の出席日数が単位取得のために必要になります。子どもにその学校に残りたいという意志表示があったとしても、実は学校への拒否反応が子どもの連日性頭痛という症状で表れていると思われることがあります。

欠席が続いて留年が決まった場合、次のステップをどうするかは子どもが決断することですが、引き続きサポートが必要なのも確かです。転校することによって別人のように頭痛が消失し、明るくなる子どももいます。また自分の労働で給料が入るというアルバイトの体験は、失っていた自信を取り戻すことができ、子どもにとって好ましいリハビリだと思われます。

●子どもが学校で会える大人はいるか

学校側としては、どの学年でも、子どもや保護者と連絡をとれる関係を保つということが基本であると思います。ただし、子どもが教師と会いたがらない場合は無理せず、保護者との連絡だけでもよいでしょう。担任に限らず、スクールカウンセラー、養護教諭、部活の顧問など、学校に子どもが会える大人がいれば、学校での居場所作りになります。

4 学校での子どもの心のケア

子どもの自己評価と自尊感情

▼頭痛の発症は子どもの自己評価が下がったときに多い
▼褒められることで子どもの自尊感情が育つ

●いわゆる良い子が連日性頭痛に陥りやすい

頭痛診療を続けているうちに、学校欠席につながる頭痛の発症は、子どもの自己評価が下がったときに多いと気づきました。最も多いと感じるのは中学1年で、最初は新しい環境のなかで頑張っていますが、早い例では5月の連休後、その後では秋頃に、ある時期から頭痛を訴え始め、少しずつ欠席が多くなります。

地元の中学校に通う子どもと、中学受験で入学した中高一貫校に通う子どもで、同じような傾向があります。ただ、中高一貫校入学の子どもは、塾通い後の中学入学がゴールだと思っていたのに、実はそこが6年間のスタートだと気づいたときから頭痛が始まることが多いようです。子どもはそれぞれ性格や育った環境が違いますが、共通しているのは自分を出すのが苦手で、教師から見ていわゆる問題のない良い子が連日性頭痛に陥りやすいということです。

●子どもの自己評価を上げるには

子どもを診ていて、自尊感情のある子どもは、学校や家庭のさまざまな問題を自然に乗り越えていっているように思えます。学校も保護者も、成績やスポーツなどの目に見える部分で子どもを評価しがちですが、実はどの子どもにも良いところがあって、小さい頃から大人に褒められることによって自尊感情が育っていきます。まだ足りないと言うのではなく、「今あるがままで立派だよ」というメッセージを子どもに伝えることが、子どもの自己評価を上げるのに役立ちます。

生徒にとっての公平とは？

▼子どもの能力や性格はさまざま
▼どんな子どもにも公平に接する

きょうだいがいる場合の保護者と同様、教師に期待されるのは「公平に子どもと接する」ことです。実はこれはなかなか難しく、子どもからは公平でないという声をよく耳にします。その大きな要因は、子どもの能力や性格はさまざまだということです。「先生は成績の良い子は性格の良い子と思っている」と子どもから聞いて言葉につまったことがあります。子どもが成長して大人になっても人気がある小中学校の教師は、おそらくどんな子どもにもその子に合わせて教えてくれた〝真の公平の実践者〟なのだと思います。もちろん教師も人間ですから、学校で子どもが言うことを聞かない上、真っ向から歯向かってくると怒りがこみ上げてくることもあると思います。そんなときは、中高生はまださなぎの状態で、蝶ではないとイメージすることで、落ち着けるかもしれません（第2章の図1、☞103頁）。

要するに教師も保護者も、子どもと同じ土俵で相撲を取るべきではないということです。ただ著者としては、教師に歯向かう子どものほうが、将来は立派な大人になり、教師をクラス会に呼んでくれるタイプの子どものような気がします。むしろ心配なのは、頭痛などの不定愁訴が多く、学校が楽しいと思えない目立たない子どものほうなのではないかと思います。

教師の声かけ

▼子どもにとって教師は家族以外の心理的に重要な他者

ある小学校5年の男児のケースです。この子は数人の女児に廊下でタックルされるなどの理由で登校できなくなりました。この子が登校できたとき、すれ違った教頭先生が「ぼくは君の味方だからね」と一言声をかけてくれて、それから少しずつ元気になり、登校が増えたと聞きました。学校での教師の一声が、子どもにとっては強い力になることもあるのだと印象に残っています。

学校でのいじめの問題がしばしばニュースになっています。学校現場の子どもの話では、教師が見ていないところで被害を受けることがほとんどのようで、これでは学校側が対応しなかったと一概に学校を責められない気がします。しかし、もし笑顔がなく、級友の輪から外されている子どもがいたら、教師の「大丈夫か？」の一声で救われるかもしれません。子どもにとって教師は、家族以外での〝心理的に重要な他者〟となりうる存在だと思います。

５ 学校スタッフの心身の健康

▼マンパワー不足が問題
▼心身ともに健康だからこそ、子どもの心に向き合える

「小学校は過ごしやすかったのに、中学校は厳しいし、優しくない」という声を中学生から聞くことがあります。これは、クラス数が増えて学校規模が大きくなった、勉強が難しくなった、部活で忙しくなり友だちも余裕がなくなったなど、さまざまな理由がありそうです。

一方で教師の側は、特に中学校の場合、部活の顧問やマンパワー不足で、仕事量が増えています。日常業務だけでも大変なのに、別室や保健室登校を希望する子どもたちが増えて、対応はしたいけれど手が回らないのが現実のようです。これは学校の問題というより政策の問題だと思いますが、教師を増やさなければ、マンパワー不足で教師の心身の健康が損なわれかねません。子どもの心のケアのためには、教師が心身ともに健康で、子どもの心に向き合える時間と心の余裕が必要であると思います。

６ 頭痛診療での不登校への対応（著者の小児・思春期頭痛外来の場合）

▼コミュニケーションツールや支持的精神療法で出口が見えてくる
▼通院している子どもの社会的予後は良い
▼医療機関も子どもの居場所の１つ

●はじめは出口がみえない

著者が高校3年までの初診を受け付ける小児・思春期頭痛外来を始めてから、約8年が経過しました。そのなかで、頭痛が理由で長期欠席となる中高生が次第に増え、頭痛外来が思春期の心療内科の様相を示しているのに気づきました。片頭痛は薬の調整で良くなる頭痛ですが、不登校に関連する頭痛は、頭痛薬は効かず、はじめは子どもと保護者、そして治療者もトンネルに入りこみ、出口が見えない状況に陥ります。

しかし、頭痛ダイアリーや登校カレンダーなどのコミュニケーションツールの活用や、子どもの話を傾聴し、ひたすらサポートする支持的精神療法を丁寧に行うことにより、トンネルの向こうにピンポイントの明かりが見えてきます。

●不登校でもいずれ社会につながっていく子どもが多い

心療内科や精神科に紹介した子どももいますが、高校を卒業

する年齢になると、蝶になって飛び立っていく子どもがほとんどです。小児・思春期頭痛外来に3ヵ月以上通院している不登校の子ども（不登校と不規則登校の子ども）の1年後の社会的予後をみると、不登校を続けている子どもは少なく、何らかの形で社会につながっていることがわかります（図2）。転帰は転校や高校進学など子どもの環境の調整が大きく、頭痛に関してはすべての子どもで連日性頭痛は消失または軽快し、片頭痛のある子どもでは薬の効く片頭痛発作がわかってきたと言うようになります。

なかには外出もできず、医療機関の受診が唯一の外出という子どももいるので、外来は子どもの居場所の1つとして貴重な存在となっています。こうした医療機関受診の重要性を知り、通院への理解を深めてほしいと思います。

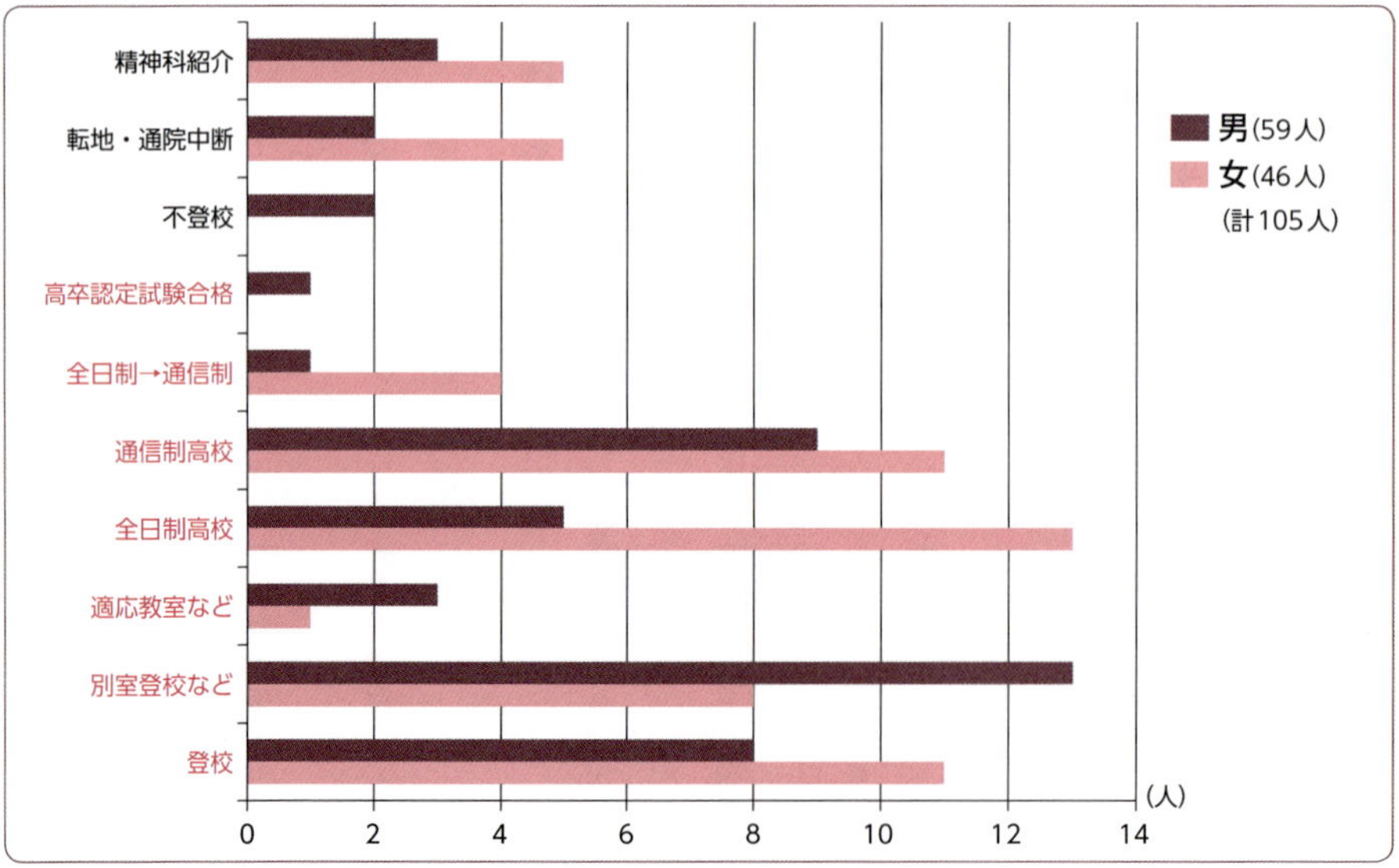

【図2】不登校の頭痛小児の1年後の社会的予後（2017年3月）

注：この調査の「不登校」は、年間30日以上欠席の不登校と年間30日未満の欠席で別室、保健室、放課後登校など学校に繋がっている不規則登校を含む。

（藤田光江他：不登校の絡む頭痛の対処法と予後. 小児科臨床，70(11):1667-1672,2017をもとに作成）

7 子どもの頭痛診療における連携

▼子どもと学校と医療機関の連携が必要
▼大切なのは学校内外での子どものサポーター

子どもが頭痛を訴えた場合、子どもと家族を支える学校と医療機関の連携が必要です（図3）。片頭痛は病気を理解し、頭痛発作時の対応を適切に行うことが大切です。ただし、片頭痛発作は回数が少なく、学校で起こる確率はそれほど高くはありません。

問題になるのは、頭痛が理由で学校欠席が続く場合です。学校内のクラス担任、養護教諭、スクールカウンセラー、そして学校外の医療関係者、また長期欠席になった場合は適応指導教室（教育支援センター）、習い事の先生など、子どものサポーターが必要です。

もし子どもが1人でも信頼できる大人に出会うことができたなら、子どもはトンネルを抜け出し、社会につながることができると思います。もちろん保護者や家族の力は大きいですが、特に思春期では、心理的に重要な他者の存在が大きな役割を果たすことがあります。

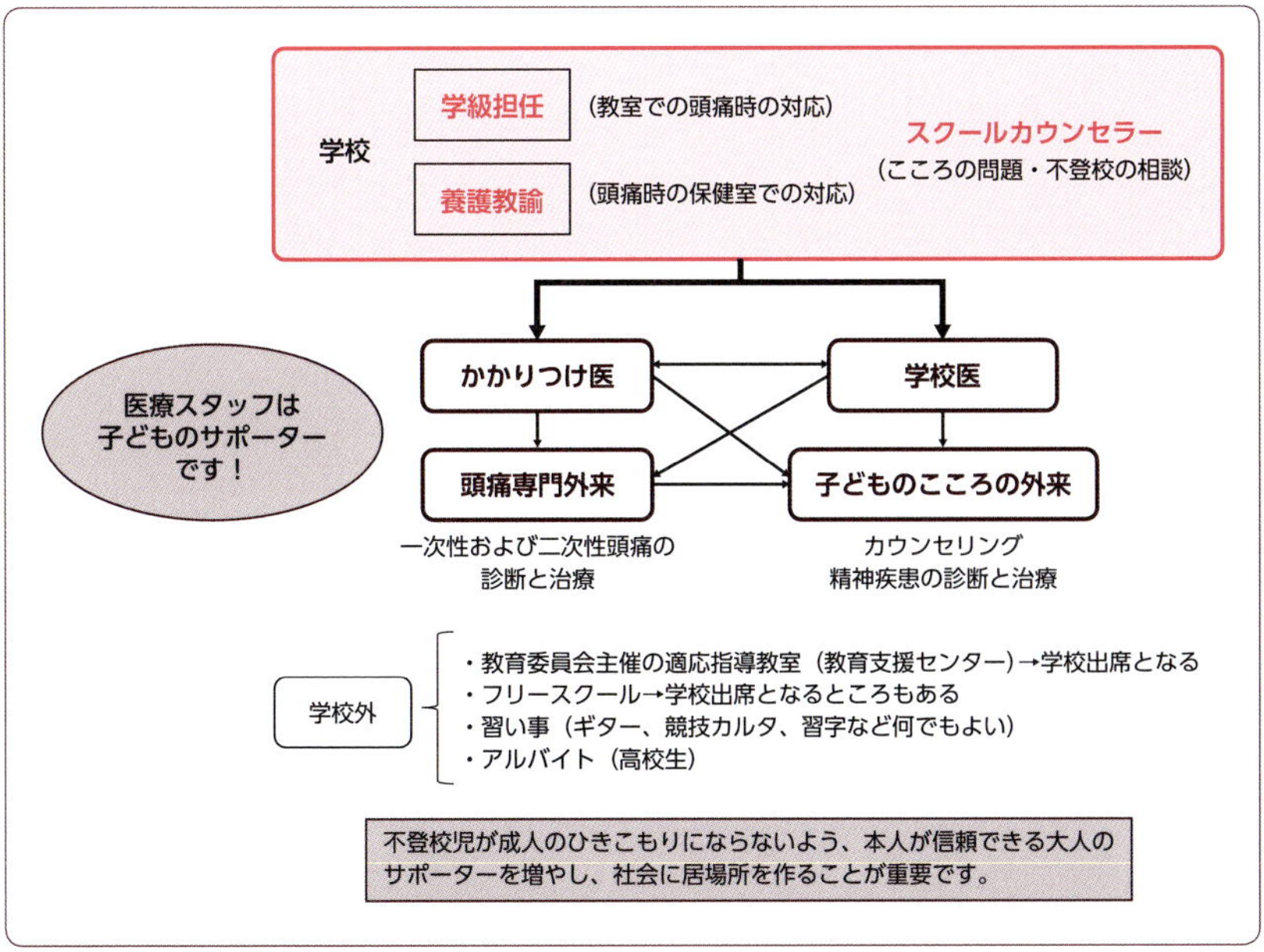

【図3】子どもの頭痛診療における連携

著者略歴

藤田光江《ふじたみつえ》

1970年北海道大学医学部卒．北海道社会保険病院，新千里病院（現済生会千里病院）などを経て，1980年から筑波学園病院小児科部長，2010年定年退職後同病院および東京クリニック小児・思春期頭痛外来で診療．2男2女を育てながら小児科医として勤務を続けた経験をもとに「0歳-6歳の子どもをもつ お母さんの悩み相談室」（婦人之友社）を執筆．専門は小児・思春期の頭痛，頭痛に関連するこころの病気．

わかってほしい！ 子ども・思春期の頭痛

2019 年 11 月 22 日　1 版 1 刷
2021 年 6 月 30 日　　2 刷

著　者
藤田光江《ふじたみつえ》

発行者
株式会社 南山堂　代表者 鈴木幹太
〒113-0034　東京都文京区湯島 4-1-11
TEL 代表 03-5689-7850　www.nanzando.com

ISBN 978-4-525-28291-2

A282912O1O2-A